MALADIES DU CŒUR

ET

Artério-Sclérose

LEUR GUÉRISON

PAR LA MÉTHODE

DU Dr NOBLET

DOCTEUR EN MÉDECINE DE LA FACULTÉ DE PARIS

XVe Édition

PARIS
49, rue Sainte-Anne, 49
(2e Arrt)

CONSULTATIONS

LES LUNDI, MERCREDI, VENDREDI

FÊTES EXCEPTÉES

de 2 à 5 heures

49, rue Sainte-Anne, 49

PARIS

En dehors de ces jours et heures demander un rendez vous

AVIS IMPORTANT

Les personnes qui ne pourraient venir nous consulter ou nous faire demander à leur domicile, devront nous retourner la feuille de renseignements ci-jointe après avoir répondu avec le plus possible de détails aux questions posées.

MALADIES DU CŒUR

ET

Artério-Sclérose

LEUR GUÉRISON

PAR LA MÉTHODE

DU Dr NOBLET

DOCTEUR EN MÉDECINE DE LA FACULTÉ DE PARIS

XVe Édition

PARIS
49, rue Sainte-Anne, 49
(2e Arrt)

AVIS IMPORTANT

Les Maladies du cœur et l'Artério-Sclérose ainsi que les symptômes auxquels elles donnent naissance (albuminurie, hydropisie, angine de poitrine etc.) étant d'une fréquence extrême, et les divers traitements (traitement classique, exercices physiques, électricité) mis en œuvre pour les combattre ne donnant que des résultats négatifs et parfois déplorables, nous avons jugé nécessaire de publier cette brochure dans laquelle sont exposés les causes, la marche de ces affections ainsi que les grands signes auxquels tout malade peut les reconnaître.

Cette première partie de cette brochure est suivie d'attestations authentiques de Guérisons indéniables et sans récidives obtenues par notre méthode, et dont plusieurs remontent à un certain nombre d'années, ainsi que l'on pourra s'en assurer.

Afin de permettre aux malades habitant les villages les plus reculés de profiter des bienfaits de cette méthode, nous avons institué le traitement par correspondance. A cet effet est jointe à cette brochure une feuille sur laquelle sont demandés tous les renseignements dont nous avons besoin pour doser la médication et la mettre en rapport avec le degré de gravité de la maladie, pour laquelle nous sommes consultés.

Cette médication a l'avantage d'être absolument inoffensive et les médicaments qui en font partie sont préparés par nous-même dans nos laboratoires.

DES MALADIES DU CŒUR

CHAPITRE Ier

DU SANG

Vous êtes-vous jamais demandé, lecteur, comment s'entretient la vie, et quel est le fonctionnement de cette machine humaine que vous avez si souvent qualifiée d'admirable? Si l'on vous demandait pourquoi vous mangez, vous répondriez : « Parbleu! c'est pour faire du sang. » Mais qu'est-ce que le sang? A quoi sert-il, d'où vient-il, où va-t-il? Voilà une première question à laquelle nous devons répondre.

Composition du sang. — Le sang est un liquide d'une odeur spéciale, d'une saveur salée, qui contient en lui tous les éléments réparateurs de la vie. Il est composé d'eau en grande partie (78 0/0), de différents sels et surtout d'éléments anatomiques microscopiques, en quantité innombrable : ce sont les hématies ou globules rouges. Le sang leur doit sa coloration rouge, qui n'est qu'apparente; car, sans ces globules, il n'est pas plus rouge que ne le serait l'eau d'un ruisseau, rempli de petits poissons rouges. Véritable « chair coulante » comme on l'a défini, le sang n'a d'autre fonction que de porter, à toutes les parties de l'organisme, les éléments de la nutrition et de la réparation de nos tissus, dont il est l'infatigable pourvoyeur.

Rôle du sang. — Pour remplir ce but si important, le sang ne reste pas en repos dans l'intérieur du corps. Sans cesse, il circule, et c'est le mécanisme si important de cette circulation que nous allons essayer de montrer; mais auparavant, il est nécessaire de connaître les différents rouages de la machine. Ces rouages sont d'abord un organe central, le cœur, auquel aboutissent des vaisseaux appelés veines, artères, capillaires.

Formation du sang. — Pour bien comprendre le pourquoi de cette circulation du sang, il est nécessaire de prendre les choses au début, de se rendre compte de la manière dont il se forme et se renouvelle. Nous suivrons mieux ensuite les différentes phases de cette course incessante du sang.

Le sang contient en lui tous les éléments que l'analyse chimique a révélés dans la texture des autres organes : c'est donc à lui que ces organes les empruntent. Or, c'est par l'alimentation que le sang vit et se renouvelle : c'est à la respiration qu'il demande l'oxygène nécessaire aux combustions organiques. Estomac, cœur, poumon, tel est le trépied de la vie. Le fonctionnement de ces trois organes étant intimement lié, nous dirons d'abord comment le sang se forme, comment nos aliments deviennent du sang.

Sans doute ce sont les aliments que nous introduisons journellement dans l'estomac, c'est le pain, la viande, etc., que nous prenons, qui vont se changer en sang; mais comment s'opère cette mystérieuse transformation? Arrivées pêle-mêle dans l'estomac, que vont devenir les matières si diverses servant à l'alimentation?

Digestion des aliments. — Pour qu'un aliment, quel qu'il soit, puisse devenir sang, il faut d'abord qu'il soit digéré, c'est-à-dire rendu soluble; c'est sous cette forme, en effet, que les aliments sont absorbés et pénètrent dans le torrent de la circulation. Rendre solubles tous les aliments, tel est le problème de la digestion.

Une première sélection s'opère dans l'estomac. Vous savez ce que c'est que le *suc gastrique?* Sous l'influence de ce précieux liquide, et aussi grâce à l'action de certains microbes bienfaisants (car il en est de tels, hôtes indispensables de notre organisme), tout ce qui est viande, dans les aliments que nous prenons, sera, au bout d'un temps variable, transformée en une substance nouvelle, appelée *peptone*, qui n'est autre chose que de la viande digérée, rendue soluble. Le suc gastrique agit sur la viande, comme certains acides agissent sur les métaux, en les dissolvant. De la viande avalée, il ne reste plus, après la digestion, qu'une bouillie soluble, facile à absorber.

Mais, direz-vous, et le reste? car nous ne vivons pas toujours que de viande!

La digestion, commencée dans l'estomac, va se continuer dans l'intestin. Les aliments amylacés, c'est-à-dire tous ceux qui contiennent de l'amidon (or c'est le pain, ce sont tous les légumes), seront eux aussi rendus solubles et deviendront ainsi une substance nouvelle, qui n'est autre que le *glycose*. Les graisses, à leur tour, seront attaquées par le suc d'une autre glande, appelée *pancréas*, accolée à l'estomac, qui les émulsionnera en une infinité de petites gouttelettes, de façon à leur permettre de passer au travers de la paroi de l'intestin.

Tel est, en abrégé, le tableau de la digestion. C'est ainsi que se « sanguifient » en quelque sorte nos aliments, qu'ils servent à la réparation incessante des pertes subies par notre organisme.

Après la digestion, les aliments ingérés forment dans l'intestin une bouillie plus ou moins épaisse, qu'on appelle le *chyme*. A son tour le chyme se divise en deux parts : d'un côté, tout ce qui est de trop, tout ce qui n'a pu être digéré sera rejeté au dehors ; puis, la partie utilisable de l'alimentation, celle qui a été transformée par les sucs intestinaux gastriques ou pancréatiques, devient le *chyle*, substance blanchâtre, d'apparence laiteuse, qui se presse contre les parois du tube intestinal. Or, dans la paroi même de ce tube se trouvent, en nombre infini, de fins petits vaisseaux appelés chylifères, dont le rôle apparaît maintenant.

La découverte de ces vaisseaux blancs, chylifères, est une des plus importantes du siècle dernier. Le chyle passe au travers de leur paroi par transsudation et pénètre ainsi dans l'organisme. Aussitôt après la digestion, l'on voit ces petits vaisseaux, à peine transparents l'heure avant le repas, se gonfler, devenir turgescents sous l'apport du chyle intestinal. Que va devenir le chyle, ce liquide précieux, qui contient tout ce qu'ont pu recueillir de bon l'estomac et l'intestin, dans les aliments que nous leur avons fournis?

Lentement, ces vaisseaux cheminent au travers de nos organes; ils remontent ainsi, se réunissant les uns aux autres, jusqu'à ce qu'ils aient formé un tronc unique, qui vient se jeter dans la *veine cave*, peu avant l'entrée de celle-ci dans le cœur. C'est ainsi que les aliments deviennent partie intégrante de nous-même.

Tout le chyle pourtant ne pénètre pas dans les vaisseaux chylifères. Une certaine portion, au moins égale, entre directement dans les vaisseaux sanguins capillaires qui circulent en masse dans la paroi même de l'intestin. Avez-vous jamais regardé un morceau d'intestin d'un animal? Vous y auriez vu par transparence un immense réseau de fins capillaires qui le couvrent en totalité. C'est par là, c'est dans ces vaisseaux que pénètre le chyle. Tous ces vaisseaux finissent par se réunir en un tronc commun, bien important celui-là, qu'on appelle la *veine porte*.

La veine porte, chargée de tous les produits de la digestion, que lui ont apportés les capillaires de l'intestin, arrive ainsi au foie.

Le sang en sort purifié, passe dans la circulation générale par la veine sus-hépatique, qui va elle-même se jeter dans la veine cave, laquelle, à son tour, conduit au cœur droit tout le sang qui a passé au travers de l'organisme.

CHAPITRE II

LE CŒUR ET LA CIRCULATION

Voilà donc le sang formé ! Comment est-il poussé dans les vaisseaux qui le distribuent aux organes? C'est ce que va nous apprendre l'étude du cœur et de son fonctionnement.

Le cœur. — Le cœur est un organe creux, situé à la région antérieure et moyenne du thorax. Sa grosseur est variable, suivant les individus, de même que son poids. Il est entouré de toutes parts par une séreuse spéciale, le *péricarde*, sorte de sac sans ouverture, formé de deux feuillets, dont l'un, rigoureusement accolé au cœur, est séparé de l'autre, par un espace vide, contenant une très minime quantité de liquide séreux, doux et savonneux, qui semble destiné à remplir, dans la machine humaine, les mêmes fonctions que l'huile dans nos machines industrielles, à faciliter le glissement, pour éviter les conséquences d'un frottement incessant.

Une membrane semblable, appelée *endocarde*, tapisse l'intérieur du cœur, si bien qu'en résumé le cœur se trouve constitué, en allant de dehors en dedans :

1° Par le péricarde;

2° Par le muscle cardiaque lui-même ou myocarde;

3° Par l'endocarde.

Son rôle. — Le cœur est le réservoir du sang, l'aboutissant central de la circulation. C'est au cœur qu'arrive le sang, chargé de tous les déchets de la combustion intime de nos tissus ; c'est du cœur, qu'il s'élance à nouveau, purifié et chargé d'oxygène, pour porter la vie aux moindres éléments de l'individu.

Pour remplir cette double fonction, vous avez déjà deviné qu'il faut deux divisions dans le cœur, deux cœurs, pour ainsi dire, puisqu'il y a deux sortes de sang, et c'est ce qui a lieu en effet.

Chez certains animaux inférieurs, la division est complète : ils ont deux cœurs, l'un pour le sang veineux et l'autre pour le sang artériel. Chez l'homme, cœur artériel et cœur veineux sont accolés l'un à l'autre, ou pour mieux dire, le cœur se trouve divisé en deux compartiments, l'un, le droit, étant réservé au sang veineux, l'autre, le gauche, réservé au sang artériel.

Ventricules. — Ces deux cavités du cœur sont ce qu'on appelle les *ventricules* : ventricule droit, ventricule gauche. Chaque ventricule est indépendant de l'autre ; le sang de l'un ne se mêle nullement à l'autre : aucune communication n'existe entre les deux ventricules. Chaque ventricule se trouve surmonté d'une petite poche secondaire, qu'on appelle *oreillette* : oreillette gauche, oreillette droite. L'oreillette est comme une annexe du ventricule. Oreillette et ventricule d'un même côté communiquent librement. Seulement la communication n'est pas continue, en ce sens qu'elle se fait au travers d'un orifice dit *auriculo-ventriculaire*, qui s'ouvre et se ferme alternativement, par le jeu de membranes souples très importantes, les *valvules : valvule tricuspide* pour l'orifice auriculo-ventriculaire droit, *valvule mitrale* pour l'orifice gauche.

On voit donc, en résumé, que le cœur est partagé en quatre cavités, deux à droite, deux à gauche, formant le cœur droit et le cœur gauche.

Vaisseaux. — Nous avons dit que deux espèces de canaux aboutissent au cœur. Les uns charrient du sang du cœur à la périphérie, les autres le ramènent de la périphérie au cœur.

Les premiers sont les *artères*, les seconds sont les *veines :* ceux-ci contiennent le sang noir qui va respirer, ceux-là le sang rouge, qui a respiré et fait vivre nos tissus. Veines et artères parcourent tout l'organisme, se transformant, à leurs extrémités, en une infinité de petits canaux à parois minces, permettant de filtrer le sang dans nos organes : ce sont les *capillaires*.

Les veines qui arrivent au cœur sont la veine cave supérieure et la veine cave inférieure. L'une est l'aboutissant de toute la circulation pulmonaire, l'autre réunit dans un tronc commun toute la circulation veineuse du reste du corps. Ces deux veines caves se jettent dans l'oreillette droite.

Suivons maintenant les mouvements du cœur et voyons, en même temps, quel est le cours du sang : nous aurons ainsi saisi tout le mécanisme de la circulation.

Circulation du sang. — Voilà donc le sang veineux au cœur; il arrive dans l'oreillette droite. Que va-t-il devenir?

Le cœur est un muscle. Or, vous le savez, la propriété des muscles c'est de se contracter; mais tandis que certains muscles (le biceps, par exemple, et tous les muscles qui servent à produire le mouvement) ne se contractent que sous l'influence de notre volonté, le cœur, animé au plus haut degré d'un merveilleux pouvoir contractile, se contracte sans cesse, un nombre régulier de fois par minute. Le moment de la contraction est ce qu'on appelle la *systole;* la période de repos qui sépare deux systoles consécutives, est la *diastole.* Systole et diastole se succèdent sans interruption, depuis le premier instant de la vie jusqu'à notre dernier souffle.

Il ne faudrait pas croire pourtant que la contraction du cœur se fait en masse pour tout l'organe. Non : les oreillettes des deux côtés se contractent d'abord, et tant que dure la contraction des oreillettes (à peine un quart de seconde), les ventricules cessent de se contracter et se laissent dilater par le sang; ils font leur diastole, comme on dit. Quand cesse la contraction des oreillettes, les ventricules se contractent à leur tour, et les oreillettes, cette fois, se dilatent pour recevoir une nouvelle quantité de sang. Et toujours ainsi.

Vous comprenez maintenant pourquoi la main, placée sur la poitrine, se sent ainsi soulever par les mouvements du cœur.

Voyons à présent ce qu'il advient au moment de la systole des oreillettes.

Nous avons laissé le sang au moment où il débouche par les veines caves dans l'oreillette droite. Nous supposons alors l'oreillette au repos, en diastole. Elle se laisse dilater, gonfler par le sang qu'elle reçoit, comme une bulle de savon par l'air qu'on y insuffle. Brusquement, ce rôle passif cesse, l'oreillette se contracte et presse de toutes parts sur le sang qu'elle contient. Ce sang cherche alors à se précipiter quelque part. Le ventricule droit est entré en même temps en diastole; à son tour il se laisse dilater, la porte qui ferme la communication entre l'oreillette et le ventricule, la *valvule tricuspide,* s'ouvre largement et le sang, serré de tous côtés par l'oreillette, abandonne celle-ci et se précipite librement dans le ventricule droit dilaté.

Une nouvelle contraction du ventricule survient. La valvule tricuspide s'est refermée; le sang n'est pas en repos dans le ventricule qui se resserre à nouveau, il faut qu'il s'échappe. Refluer vers l'oreillette, il ne le peut pas. La valvule tricuspide se ferme de bas en haut, et comme les portes qui ne s'ouvrent que d'un côté, ne peut se laisser forcer.

Mais voici qu'un autre orifice s'offre au sang, l'*artère pulmonaire*. Du ventricule droit, en effet, se détache un énorme tronc artériel, qui est l'artère pulmonaire. Le sang, chassé du ventricule, s'engouffre dans ce canal, qui le conduit alors au poumon. Arrivée au poumon, l'artère pulmonaire se divise en une infinité de petits rameaux, qui accompagnent partout les divisions bronchiques jusqu'à la dernière unité du poumon, la *vésicule pulmonaire*. Figurez-vous un grain de raisin microscopique: c'est la vésicule pulmonaire.

L'artère pulmonaire, extrêmement ramifiée, apporte au contact de la vésicule le sang veineux qu'elle a pris dans le ventricule droit.

C'est alors que commence la fonction si importante de la purification du sang, par l'air que nous respirons. Le sang veineux, le sang du cœur droit, renferme, vous le savez, tous les produits de la digestion, tout le sang qui a déjà servi aux besoins de la vie des éléments anatomiques. Ce sang, chargé d'acide carbonique, est impropre à servir de nouveau. Heureusement, au contact de l'air que lui apporte le poumon, par l'intermédiaire de la ramification bronchique, aboutissant à la vésicule pulmonaire, le sang se débarrasse de son acide carbonique, se charge de cet élément précieux, l'oxygène; de noir qu'il était, il devient rouge et brillant, et propre à servir de nouveau. Ainsi purifié, le sang revient au cœur par les veines pulmonaires, lesquelles se jettent dans l'oreillette gauche.

Nous voici donc arrivés au cœur gauche, c'est-à-dire au cœur artériel, celui qui contient le sang pur, d'où il s'élance partout pour y porter la vie. Nous retrouvons le même mécanisme qu'au cœur droit : le sang, apporté par la veine pulmonaire, pénètre dans l'oreillette gauche, au moment de la diastole de cette oreillette, diastole qui a lieu en même temps que la diastole de l'oreillette droite. Comme tout à l'heure l'oreillette droite, l'oreillette gauche se laisse dilater par le sang rouge qu'apporte la veine pulmonaire. Mais voici que l'oreillette se contracte à son tour, la systole commence, et le sang qu'elle contient, forcé de s'échapper, s'engage librement au travers de la valvule auriculo-ventriculaire gauche ou valvule mitrale, pour remplir le ventricule gauche qui fait sa diastole et se laisse emplir de sang. A son tour, le ventricule gauche se contracte, la valvule mitrale se referme, et le sang, ne trouvant plus d'autre issue que l'ouverture de l'*aorte*, se précipite avec force dans cet énorme vaisseau. De là, il parcourt tout l'organisme.

De l'aorte, en effet, se détachent toute une série d'autres gros troncs artériels secondaires, qui vont partout se résolvant à leur extrémité en une infinité de capillaires qui filtrent le sang aux organes. Le sang alors abandonne son oxygène et se charge d'acide carbonique; de rouge qu'il était, il redevient noirâtre, et, par le système veineux, il est ramené au cœur, pour recommencer à nouveau sa course.

Tel est, en résumé, le mécanisme de la circulation du sang. Toute cette description pourtant est bien longue, si l'on songe à la rapidité avec laquelle s'accomplit ce phénomène si important.

Quand on en comprend bien ce mécanisme, on ne peut s'empêcher d'être pénétré d'admiration pour une machine si simple et en même temps si merveilleuse. Tout revient à dire, en somme, que le cœur est une pompe à la fois foulante et aspirante; mais combien elle laisse derrière elle tous les puissants appareils hydrauliques imaginés par les hommes, par la simplicité, en même temps que par l'union si intime de toutes ses parties! La nature aime les choses simples, elle est parcimonieuse; mais quelle merveille avec si peu!

CHAPITRE III

CAUSES ET GRAVITÉ DES MALADIES DU CŒUR

Nous connaissons le cœur, nous savons ce qu'est la circulation et de quelle manière elle s'opère. Nous pouvons donc aborder, avec fruit, l'étude des maladies de cet organe.

Elles sont nombreuses. L'importance des fonctions du cœur est telle que toute lésion de l'appareil retentit forcément sur l'organisme tout entier ; et réciproquement, tout trouble dans le fonctionnement des autres organes, en altérant la nature du sang ou en gênant son cours naturel au travers de l'organisme, aura son contre-coup sur le cœur.

Une mauvaise digestion peut déterminer des accès de fausse angine de poitrine ; les femmes nerveuses sont sujettes aux palpitations. Tous, lorsqu'une émotion un peu vive nous frappe, n'éprouvons-nous pas aussitôt une sorte de serrement de cœur? Quelquefois la violence du choc moral est telle que le cœur s'arrête, et le sang se retire des extrémités, ce qui se traduit par la pâleur du visage ou même par une syncope. Les anciens avaient bien compris cette importance du cœur, et la croyance populaire fait encore de cet organe le siège de la sensibilité et de la passion.

La santé du cœur est donc intimement liée à la santé des autres organes. Au cours d'une maladie, le cœur est comme le baromètre, qui sert à mesurer la résistance de l'organisme, la force avec laquelle l'individu supporte le mal qui le frappe. C'est pour cela que, de tous temps, les médecins ont interrogé le pouls de leurs malades ; avant même que soit connu cet admirable moyen d'investigation qu'est l'auscultation, on savait que le pouls, reflet fidèle de l'état du cœur, décide du pronostic de la maladie et du sort des malades. C'est là une notion capitale que n'oublie jamais le médecin. Tant que le cœur résiste, il y a bon espoir ; lorsqu'il faiblit et se laisse forcer, l'avenir du malade s'assombrit.

Si le cœur souffre presque toujours des lésions, des maladies des autres organes, il a, lui aussi, ses affections qui lui sont propres, affections fréquentes, difficiles à connaître, à guérir ; bien souvent, hélas ! déception du médecin !

On peut ranger les maladies du cœur en deux grandes catégories :

Elles sont *congénitales* ou *acquises*.

Maladies congénitales. — Les maladies *congénitales* du cœur sont celles que l'enfant apporte en naissant. Le nombre de ces affections est assez restreint. Ce sont plutôt des curiosités pathologiques, et ce n'est pas là ce qui doit nous arrêter.

Maladies acquises. — Autrement importantes et nombreuses sont les maladies *acquises* du cœur.

Il y a bien des façons de devenir un cardiaque. Sans nous arrêter, pour le moment, sur l'influence de l'*âge*, de l'*hérédité*, des *chagrins*, de toutes les *conditions hygiéniques mauvaises*, telles qu'en entraînent la *misère* et l'*ivrognerie*, on peut ramener à trois toutes les causes des affections acquises du cœur :

1° Les causes nerveuses ;
2° Les causes toxiques (intoxication) ;
3° Les causes infectieuses (infection).

Influence du système nerveux. — *Les accidents nerveux du cœur* ont leur cause, tantôt dans une lésion de l'appareil nerveux central, c'est-à-dire du cerveau ou de la moëlle, tantôt dans les nerfs du cœur. A ce groupe de maladies se rattachent certaines affections plus ou moins connues : telles le *goître exophtalmique* ou *maladie de Basedow*, le *pouls lent permanent*, affection spéciale, la *tachycardie paroxystique*, etc.

Bien que fréquentes, ces diverses affections sont loin de l'être autant que celles qui relèvent des causes que nous allons voir.

Intoxication. — Une autre catégorie de causes nuisibles pour le cœur comprend les *substances toxiques*, les poisons qui pénètrent dans l'organisme ; de ces poisons, les uns, qui sont secrétés par les microbes, sont appelés *toxines*. Le bacille du croup, par exemple, ainsi que l'ont prouvé les belles recherches de Roux et Yersin, ne se répand pas dans le corps ; il reste dans la gorge, sous les fausses membranes qu'il fait naître ; mais, il secrète un virus, toxine redoutable, qui est la véritable cause de la mort dans cette terrible affection.

La goutte agit, elle aussi, par des effets toxiques, d'origine chimique, cette fois.

Mais, de toutes ces causes, il en est une bien plus importante, bien plus fréquente, je veux dire l'alcoolisme. Cette grande plaie sociale se retrouve ici, avec tout le cortège des maux qu'elle entraîne, amenant une vieillesse précoce.

Infection par les microbes. — *L'infection aiguë ou chronique*, c'est-à dire l'envahissement du cœur par les microbes, voilà la grande cause qui domine l'histoire des maladies du cœur.

Personne n'ignore l'importance de ces germes microscopiques, dont on parle tant, depuis quelques années, et dont la connaissance a éclairé d'une façon si merveilleuse l'histoire des maladies.

Au premier abord, on serait tenté de se demander comment le cœur, si bien protégé contre toute violence extérieure, peut être atteint par les microbes. Mais, si l'on réfléchit que la masse totale du sang, qui circule dans notre corps, repasse incessamment toute entière par le cœur; si, d'autre part, on songe que le sang, en tous les points de l'organisme, reçoit les germes nuisibles qui s'y trouvent, pour les porter ailleurs, on comprend aisément comment les microbes peuvent s'installer sur les membranes du cœur.

Le sang nous apparaît donc comme le grand distributeur des maladies, et cela non seulement pour le cœur, mais aussi pour les autres organes.

Les microbes pénètrent dans le sang, soit au niveau de la peau, soit au niveau des muqueuses, par l'estomac, par les poumons ou les organes génito-urinaires, soit même directement, au niveau d'un foyer purulent, ce qui arrive, par exemple, lorsqu'une plaie est négligée et donne lieu à ce qu'on appelle l'infection purulente.

Enumérer les causes des maladies du cœur, ce serait passer en revue toutes les maladies infectieuses. Toutes les maladies microbiennes, toutes les fièvres sont susceptibles de porter leur atteinte sur le cœur. Les unes porteront surtout sur le *muscle* lui-même, telle la *fièvre typhoïde,* la *pneumonie,* l'*influenza;* d'autres frappent surtout les *valvules du cœur,* et parmi celles-ci, de beaucoup la plus fréquente, est le *rhumatisme articulaire,* aigu ou chronique.

Influence du rhumatisme. — L'inflence du *rhumatisme* est telle que l'illustre Bouillaud a pu donner comme une loi « que tout rhumatisme articulaire aigu s'accompagne, pour ainsi dire fatalement, d'une lésion valvulaire du cœur. »

Le rhumatisme, cette affection si fréquente, est donc une cause certaine et bien établie des maladies du cœur. Tôt ou tard, le rhumatisant arrive, presque forcément, à une maladie du cœur, et c'est de bonne heure qu'il doit recourir au traitement.

Pourtant il ne faudrait pas croire que le microbe suffit à tout pour produire la maladie. Il ne faut pas se laisser abuser par cette notion du microbe, et il faut se rappeler toujours, quand on parle d'une lésion d'origine infectieuse, qu'elle nécessite forcément deux facteurs : un *terrain* sur lequel elle évolue et un *agent pathogène,* autrement dit un microbe.

Le microbe peut être plus ou moins virulent, plus ou moins redoutable, et c'est là sans doute un premier point pour qu'il y ait une lésion moindre ;

mais, le terrain sur lequel s'arrête le microbe, l'organe, sur lequel il se fixe, peut être plus ou moins résistant, plus ou moins propice à l'infection. Il y a donc là une question de résistance individuelle, variable avec chaque individu. Là, est la difficulté pour le médecin. C'est avec cela qu'il faut toujours compter. Chaque individu, suivant son tempérament, réagit à sa manière, de même que vous voyez deux terres recevoir les mêmes ensemencements, les mêmes soins, sans donner les mêmes résultats. Qui oserait comparer les pâles oranges qui poussent avec tant de peine aux Tuileries avec ces admirables fruits d'or que nous donne le Midi ! N'est-ce pas pourtant la même graine ? Sans doute ; mais, ce n'est plus le même sol, le même air, le même soleil, les mêmes conditions hygiéniques, en un mot.

Eh bien ! le microbe, c'est la graine qui va germer ; tandis que, chez certains individus, il rencontrera toutes les conditions favorables à son développement, chez d'autres, au contraire, la réaction inflammatoire sera à peine sensible.

Pour résumer ma pensée, le microbe est la cause déterminante, décisive, mais il ne suffit pas toujours ; il faut encore que s'y ajoutent certaines influences constitutionnelles et diverses autres causes plus ou moins acquises par l'hérédité, ou les multiples circonstances, au milieu desquelles évolue notre vie, qui donnent à ceux qu'elles frappent une sorte de prédisposition aux maladies du cœur. Tel individu, par sa nature, se trouve prédisposé aux affections cérébrales ; si, dans la vie, il rencontre des circonstances favorables au développement d'une certaine affection nerveuse, son système nerveux ne résistera pas, là où un autre eût résisté.

Tel autre, fils de cardiaque, devient cardiaque lui-même, non pas parce qu'il a apporté en naissant le germe de la maladie, mais simplement parce qu'il a reçu de ses parents un terrain prédisposé. Chez lui, le cœur est le point faible, comme chez cet autre, c'est le cerveau, c'est le poumon.

Causes prédisposantes. — Bien d'autres causes donnent cette prédisposition aux maladies du cœur. Parlerai-je de l'influence de l'âge, qu'on retrouve si nettement dans la pathologie du cœur : la vieillesse, nous le verrons, est en quelque sorte une maladie, maladie fatale à laquelle on n'échappe pas, mais qui frappe certains organes, spécialement le cœur et les vaisseaux.

Qui oserait nier l'influence des chagrins, des privations, de la misère sur le cœur? Ils facilitent l'invasion du mal, et lorsque celui-ci existe, chacun sait combien les émotions physiques l'augmentent et l'exaspèrent.

En dernier lieu, enfin, il faudrait parler de certains efforts violents. La bicyclette, exercice salutaire, lorsqu'il est fait dans des conditions modérées, peut créer mécaniquement une telle augmentation de travail au cœur, que celui-ci ne résiste pas, qu'il est forcé, comme on dit, et l'on a pu voir ainsi apparaître chez maints imprudents tout le cortège des maux qu'entraîne une lésion véritable du cœur. On peut dire qu'il en est de même de l'alpinisme, du sport, de la gymnastique et autres exercices violents trop longtemps soutenus.

Retenons comme conclusion pratique, en présence d'une mode qui tend, à si juste titre, à se répandre dans toutes les classes de la société, qu'il est sage de ne céder à la tentation commune qu'après enquête minutieuse auprès du médecin et dans les conditions que l'indique et le permet celui-ci.

Nous en avons fini avec cette longue revue des causes principales des affections du cœur. A chaque pas nous avons rencontré un nouvel avertissement, et l'on peut, je crois, se rendre compte maintenant de quelle utilité il est de se connaître et de se mettre en garde à ce sujet.

Mode d'action des affections du cœur. — Il nous reste à dire maintenant quel genre de lésions, quels troubles apportent dans le fonctionnement de l'organe toutes ces causes.

Nous n'insisterons pas trop sur ce point : ceci appartient à l'histoire des maladies. Disons seulement, pour en donner dès maintenant une idée d'ensemble, qui permette de mieux saisir la suite, que d'une manière générale, l'infection et les autres causes que nous avons vues, détruisent le bon fonctionnement des valvules, d'où dérivent d'abord des conséquences mécaniques, retentissant sur tout l'ensemble de la circulation, produisant une inégale répartition de la masse sanguine dans les différents territoires de l'appareil, là de l'anémie, ici de la congestion, suivant qu'on envisage les conséquences artérielles ou veineuses. *Anémie artérielle*, c'est-à-dire *diminution de l'apport du sang*, nourriture insuffisante de l'organisme; *asphyxie lente et continue*, *pléthore veineuse*, c'est-à-dire, *augmentation de la pression*, dans les veines, congestion des organes, accumulation de produits toxiques dans le sang, empoisonnement de l'être, tels sont les deux pôles autour desquels gravite toute l'histoire des maladies du cœur, voilà ce que nous retrouverons à chaque pas.

Gravité des maladies du cœur. — On peut juger maintenant de la gravité des maladies du cœur. On le voit, à ce moment, la maladie n'est plus au cœur, elle est partout, et c'est avec raison que le professeur Peter a pu dire que le malade « quand il a cessé de vivre, ne fait en réalité que cesser de mourir ».

Les accidents qu'entraînent ces lésions sont donc redoutables. Ils impriment de bonne heure à tout l'organisme un cachet de déchéance physique qui fait du malade un impotent, un infirme, toujours menacé par cette perpétuelle épée de Damoclès, tant qu'il néglige les soins que nécessite son état.

Nous ne saurions trop insister sur ce point, car si tous prévoyaient, si tous savaient de quelles souffrances, il leur est donné de se préserver, ils n'hésiteraient pas à recourir de bonne heure aux lumières du médecin.

Ainsi qu'on le voit, les maladies du cœur ne sont pas des lésions banales; elles demandent à être traitées sans retard.

Pendant le cours de notre pratique déjà longue, que de plaintes amères, n'avons-nous pas entendu exhaler par des malades regrettant, mais souvent tardivement, de ne s'être pas plus tôt adresssé à nous!

CHAPITRE IV

MALADIES DU CŒUR EN PARTICULIER

§ 1er. — Péricardite

La *péricardite*, c'est l'inflammation du péricarde. Mais cette inflammation peut revêtir des formes diverses et reconnaît des causes nombreuses.

Causes des péricardites. — L'infection microbienne, telle est la notion qui domine aujourd'hui l'histoire des péricardites. Mais, pour arriver au péricarde, différentes voies s'offrent aux microbes.

Tantôt, il y a eu *blessure du péricarde;* les germes ont été apportés directement du dehors, à la faveur d'une rupture des téguments par un instrument tranchant ou piquant. Tel, le fait bien connu cité par un auteur, de fausses dents avalées par mégarde; arrivée dans l'œsophage, la monture métallique perfora le péricarde et détermina une péricardite mortelle.

Parfois, *l'infection existe aux environs du cœur*; c'est le poumon, la plèvre, par exemple, qui sont envahis par le microbe; l'infection gagne, de proche en proche, les parties voisines, comme la carie d'une pomme, et le péricarde est atteint à son tour.

Enfin, dans un autre groupe de cas, de beaucoup

plus fréquents, c'est *par le sang* que le microbe arrive au cœur et vient se fixer sur le péricarde. Tantôt, l'infection commence dans l'organisme et le cœur n'est touché que secondairement; tantôt, ce qui est plus rare, l'infection reste localisée au cœur : on dit alors que la péricardite est primitive.

La fièvre typhoïde, la rougeole, la variole, l'érysipèle, la pneumonie, la tuberculose, la diphtérie, mais surtout le rhumatisme, et cette autre affection, sœur du rhumatisme, la chorée ou danse de Saint-Guy, s'accompagnent de péricardite.

Plus rare *chez l'enfant*, où elle existe pourtant, c'est surtout *chez l'adulte* que la péricardite est fréquente. Chez le vieillard, elle est loin d'être rare, compliquant souvent le rhumatisme, le mal de Bright, la pneumonie, cette maladie si commune à cet âge, qu'on a pu dire qu'elle était la fin naturelle des vieillards.

Signes. — Une *douleur vive* dans la région du cœur, des étouffements, la gêne dans la respiration, la dyspnée, comme on dit, tels sont, en général, les signes qui, au cours d'une maladie infectieuse, appellent l'attention sur le péricarde. Cette douleur peut être extrême, lancinante parfois, ou simplement sourde et constante; souvent, elle prend un caractère paroxystique, et le malade, dans ce cas, peut éprouver une véritable difficulté à déglutir les aliments.

La *fièvre* accompagne toujours la péricardite; mais, cette fièvre en général, n'a pas de caractère spécial, car elle est en rapport surtout avec la nature de l'infection, dont elle relève immédiatement.

D'autres signes, sur lesquels nous ne pouvons insister, de crainte de n'être pas bien compris, indiquent la péricardite au médecin. La douleur, la dyspnée n'ont en effet qu'une valeur relative, et c'est sur l'état du pouls, sur l'auscultation du cœur surtout, que le médecin base son diagnostic.

La péricardite est toujours une lésion sérieuse. Lorsqu'elle guérit, lorsqu'un médecin attentif a su la déceler, ce qui n'est pas toujours facile, et la combattre par un traitement énergique, elle laisse bien souvent encore après elle des reliquats qui font que la guérison n'est parfois qu'apparente, les malades devenant, en quelque sorte, candidats à une lésion cardiaque, irrémédiable trop souvent.

§ 2. — Myocardite.

Nous serons brefs sur les maladies qui vont suivre.

Les *myocardites*, car il en est de bien des sortes, constituent le groupe des inflammations du muscle cardiaque lui-même. Elles sont aiguës ou chroniques.

Myocardite aiguë. — La *myocardite aiguë* se rencontre surtout au cours des infections aiguës, telles que la fièvre typhoïde, l'influenza, la diphtérie, la pneumonie ou fluxion de poitrine. Elle assombrit d'une manière redoutable le pronostic : si la maladie est ailleurs, le danger est au cœur, car c'est par le cœur bien souvent qu'on succombe dans ces affections.

Myocardites chroniques ou dégénérescences. — Les *myocardites chroniques* sont plus connues sous le nom de *dégénérescences*. C'est en effet une véritable dégénérescence du muscle cardiaque que déterminent l'alcoolisme, l'empoisonnement par le plomb, le diabète, l'obésité, l'âge enfin, causes habituelles de la myocardite chronique.

La dégénérescence graisseuse est la plus commune; le cœur, infiltré de graisse, perd sa résistance; il devient mou, incapable de communiquer au sang une impulsion suffisante. La coloration aussi est changée; car de rouge brun qu'il est habituellement, il devient jaune pâle, couleur feuille morte, suivant l'expression consacrée.

Les *myocardites chroniques* sont graves. Elles entraînent des troubles analogues aux lésions valvulaires, et c'est de bonne heure qu'il faut essayer d'arrêter les progrès de la dégénérescence.

On peut obtenir ainsi des résultats merveilleux, lorsque le médecin sait se faire écouter et rencontre un malade docile à ses instructions.

La dégénérescence graisseuse n'est pas seule à frapper le cœur. Il en est une autre, non moins importante, c'est la dégénérescence calcaire; nous dirons plus loin en quoi elle consiste. On la rencontre surtout chez le vieillard; ce n'est en somme qu'une localisation au cœur d'un fait plus général, qui atteint le système artériel de tous les organes, et qu'on appelle l'artério-sclérose (1).

(1) V. p. 74.

§ 3. — Endocardite.

L'*endocardite* est l'inflammation de l'endocarde, comme la péricardite est l'inflammation du péricarde; l'une et l'autre, d'ailleurs, peuvent se trouver associées, ce qui donne l'*endo-péricardite aiguë* ou *chronique*.

Sur les causes de l'*endocardite*, nous ne pourrions que répéter ce que nous avons déjà expliqué pour la péricardite. Nombreuses, hélas! sont les causes de cette grave affection.

Ici encore, l'infection peut être primitivement localisée à l'endocarde ou secondaire à une infection préexistante, soit qu'il y ait propagation d'un foyer purulent du voisinage, ce qui est rare, soit que les microbes soient charriés par le sang, lors d'une maladie générale, comme celles dont nous avons déjà parlé.

Ici encore, nous retrouvons l'énorme influence du rhumatisme, et, à un degré moindre, celle de toutes les fièvres, de toutes les maladies infectieuses, qui frappent notre pauvre machine humaine.

Mode d'action des microbes et lésions qu'ils produisent. — Voilà le microbe, charrié par le sang, en possession du cœur. Nous supposons les conditions favorables à son installation réalisées, que va-t-il advenir?

L'endocarde attaqué se met en défense contre la morsure du germe invisible. C'est sur les valvules du cœur que se fixe de préférence le microbe. La valvule réagit par une poussée inflammatoire, en faisant appel à tous les globules blancs des vaisseaux de sa paroi, à toutes les cellules libres qu'elle possède.

De savants travaux d'un Russe, ami et hôte de la France, Metschnikoff, brillant élève de Pasteur, ont en effet montré que lorsqu'en un point de l'organisme se trouvent des microbes, l'organisme se met en défense, appelle à son secours les globules blancs des vaisseaux, qui livrent bataille aux microbes, les dévorent positivement, et de leur victoire résulte la guérison du malade. L'ensemble de tous ces phénomènes est ce qui constitue l'*inflammation.*

Au cœur, il se passe ce qui a lieu partout. Les globules blancs luttent avec le microbe; ils arrivent légion, et tout cela finalement aboutit à une réaction inflammatoire, d'intensité variable, se traduisant ensuite par l'existence de *végétations* plus ou moins épaisses, qui vont plus tard s'épaissir, s'organiser définitivement. Parfois, il y a un simple *épaisissement des valvules*, qui perdent ainsi leur souplesse et l'élasticité, si nécessaires à leur bon fonctionnement.

L'endocardite revêt donc différentes formes cliniques, suivant la virulence spéciale des germes qui envahissent l'endocarde.

On peut les ramener à trois :

1° L'endocardite infectieuse aiguë ;

2° L'endocardite aiguë simple ;

3° L'endocardite chronique.

Endocardite infectieuse. — L'*endocardite infectieuse aiguë* se manifeste par des signes d'une gravité et d'une intensité extrêmes. La mort ici est à peu près fatale et survient rapidement. Fièvre élevée, prostration complète du malade, faiblesse profonde, délire, stupeur, ballonnement du ventre, diarrhée, sécheresse de la langue qui est comme grillée, rôtie, tel est en abrégé le tableau de la maladie.

Endocardite aiguë. — Heureusement, cette forme quasi-foudroyante est plutôt rare, et l'*endocardite simplement aiguë* se traduit, en général, par des symptômes moins bruyants. Souvent même, ils sont si peu marqués que rien ne révélerait le mal au médecin, s'il ne prenait soin d'étudier chaque jour, au cours d'une fièvre et surtout du rhumatisme, l'état du pouls et du cœur de son malade. La maladie se constitue en silence, la lésion s'organise, passe à l'état chronique, le rhumatisant est devenu un cardiaque.

Endocardite chronique. — Qu'est-ce donc que l'*endocardite chronique*, cette affection si redoutable, si fréquente, qu'elle résume, pour ainsi dire, l'histoire de toutes les autres affections du cœur?

Nous avons vu que l'inflammation aiguë de l'endocarde détermine la production de végétations anormales sur les valvules, végétations qui progressent, s'organisent définitivement et altèrent la fonction des valvules. Or, vous savez combien est important le rôle de ces valvules : c'est elles, c'est leur bon fonctionnement qui règlent la distribution du sang.

Lésions valvulaires. — Suivons les conséquences de ces lésions. Or, toutes ces altérations se ramènent en somme à deux : il y a rétrécissement ou insuffisance des valvules. Ces mots se définissent par eux-mêmes.

Une *valvule est insuffisante* lorsqu'elle obture incomplètement l'orifice qu'elle devrait fermer. Le sang peut ainsi refluer dans la cavité située au dedans. Il y a *rétrécissement d'un orifice*, lorsque cet orifice ne laisse plus passer qu'une quantité moindre de sang, à chaque révolution cardiaque.

Souvent associés sur le même orifice ou sur des orifices différents, insuffisance ou rétrécissement aboutissent plus ou moins vite aux mêmes résultats, à l'anémie artérielle et à la pléthore veineuse. Voyons maintenant de quelle façon. Vous avez bien compris le mécanisme de la circulation (1). Prenons, si vous voulez, le sang au moment où il arrive dans l'oreillette et rencontre une valvule insuffisante, c'est-à-dire une valvule qui à chaque fois se ferme mal, et laisse refluer le sang du ventricule dans l'oreillette. Qu'en résultera-t-il? L'oreillette va se dilater outre mesure; elle reçoit en effet du sang de deux côtés : du ventricule et par les veines caves. Au début, elle ne se révolte pas; elle s'efforce de suffire à sa tâche; sa paroi s'hypertrophie, c'est-à-dire s'épaissit pour fournir un plus grand effort. Longtemps, les choses restent ainsi. La bienheureuse hypertrophie (2) est là qui compense le mal, et permet au cœur d'accepter le surcroît de travail qui lui est imposé. Mais tôt ou tard, suivant l'orifice lésé, le cœur se fatigue, s'use à la peine, l'hypertrophie ne se fait plus, la compensation cesse, et c'est

(1) V. p. 10.
(2) V. p. 35.

alors qu'apparaissent tous ces troubles graves qui mènent à cet état de lente agonie, de mort vivante, qu'on résume en un mot, *l'asystolie* (1).

Nous n'insisterons pas beaucoup maintenant sur les différentes lésions valvulaires en particulier. Chacune des valvules du cœur (c'est-à-dire les deux valvules auriculo-ventriculaires, valvules tricuspide et mitrale, et les valvules sygmoïdes de l'artère pulmonaire et de l'aorte) peut être atteinte d'insuffisance ou de rétrécissement. Bien que l'aboutissant final soit le même, le pronostic et l'évolution ne sont pas identiques. L'insuffisance aortique se compense plus longtemps que toute autre, que l'insuffisance tricuspidienne, par exemple. Mais de tous ces orifices, le plus souvent atteint d'insuffisance ou de rétrécissement, c'est *l'orifice mitral.* Chacune de ces affections n'en garde pas moins un caractère personnel, plus ou moins net, qui n'échappe pas au médecin avisé.

Signes. — La pâleur, la décoloration du teint, les vertiges, les éblouissements fréquents, les saignements de nez réitérés, feront surtout penser qu'on a affaire *à un aortique.*

La face congestionnée, injectée, d'une teinte vineuse, la dyspnée, l'enflure passagère des jambes, feront d'abord examiner la *valvule mitrale.*

Bien d'autres signes appelleront l'attention du médecin. La douleur dans la région du foie, un certain fond jaunâtre de la peau, les palpitations, l'oppression et aussi les modifications de l'urine, mettront sur la voie du mal, et bien avant que les accidents ne se déclarent, un médecin intelligent

(1) V. p. 46.

saura prévoir et devancer les accidents futurs à tous ces petits degrés.

Quant aux autres symptômes, sur lesquels on appuie le diagnostic, c'est affaire au médecin de les bien connaître, dans toutes leurs difficultés. Il serait difficile et inutile d'expliquer ici de quelle précieuse ressource est pour nous l'auscultation, la palpation et les autres modes techniques de l'examen du cœur.

§ 4. — Hypertrophie du cœur.

Vous n'êtes pas sans avoir entendu parler de l'*hypertrophie* du cœur. Il n'est pas d'affection cardiaque, dont on rencontre plus souvent le nom dans la conversation des gens du monde, et dont on parle plus, sans savoir ce que c'est. Il semble que, quand on a dit d'un air mystérieux : « J'ai une hypertrophie du cœur, mon médecin me l'a dit », il semble, dis-je, que ce soit là tout; ce mot résume tout, explique tout, hypertrophie du cœur!

Qu'est-ce donc que cette hypertrophie du cœur tant redoutée, dont on parle avec tant de crainte?

Hypertrophie bienfaisante. — Je vais étonner bien des gens en leur disant que l'hypertrophie du cœur est pour eux le salut. Toutefois, ils me comprendront facilement s'ils ont lu attentivement les pages précédentes.

Rappelez-vous ce que nous avons vu des affections valvulaires : le cœur fatigué, surchargé de travail, fait appel à toutes les bonnes volontés.

Pour suffire à la tâche, il se surmène, il se fortifie, il devient plus gros, plus vigoureux, pour compenser les effets du mal.

Il arrive alors du cœur, ce qu'il arrive pour un muscle auquel vous demandez habituellement un surcroît de travail. Regardez les bras d'un forgeron : voyez quel développement ont pris ses biceps à force de les faire travailler ; voyez, quels jarrets finit par acquérir le marcheur, l'humble facteur rural ; et pour prendre un exemple parmi les jeux et les exercices physiques, tout le monde ne connaît-il pas les effets du canot ou de la bicyclette sur nos muscles !

Eh bien ! le cœur, lui aussi, est un muscle. Comme le biceps du forgeron, comme le jarret du marcheur, pour suffire à ce qu'on exige de lui, il grossit, il s'hypertrophie.

Vous comprenez maintenant pourquoi j'avais raison de l'appeler bienfaisante, cette hypertrophie du cœur. Sans elle, nous ne supporterions pas ainsi impunément de telles lésions que celles qui frappent la machine du cœur. Mais hélas ! vous connaissez le proverbe : « Tant va la cruche à l'eau qu'à la fin elle se brise. » Le cœur aussi se fatigue ; un jour viendra, trop tôt malheureusement, où l'hypertrophie cesse, et d'ailleurs devient insuffisante ; de ce jour le cœur est vaincu, chaque instant lui fait perdre du terrain, et c'est alors que vont apparaître les terribles accidents de l'asystolie.

Etat passager. — On le voit, l'hypertrophie du cœur n'est qu'un état passager ; si elle est grave, c'est qu'en somme elle est à la limite du mal ; mais c'est pour nous une précieuse ressource, un moyen que nous offre le cœur de lutter encore contre les conséquences du mal et un précieux avertissement de lui venir en aide.

C'est alors, qu'il ne faut pas négliger les soins, les indications nombreuses que comporte cet état. La menace est grande à ce moment, et maintenant plus que jamais, c'est le temps de recourir aux lumières du médecin. Négligée, livrée à elle-même, l'hypertrophie se fait inégalement, insuffisamment, cesse de bonne heure, et la compensation ne se fait plus ; tandis que, par un traitement sage, le médecin aide la nature, en modère l'action et enraye, pour longtemps parfois, les progrès du mal.

Bien des fois, nous avons vu venir à nous des malades épuisés, avec tendance à l'enflure, à l'étouffement, à l'oppression, à la veille, en un mot, de l'asystolie, et, sous l'influence du traitement, ces signes précurseurs disparurent pour ne plus reparaître ; et il en est de ces malades qui, dix ans après, n'avaient plus éprouvé, un seul instant, les troubles qui s'étaient manifestés.

Est-il rien de plus encourageant, de plus démonstratif, que de tels résultats, et n'est-ce pas là le plus précieux enseignement qu'on puisse donner aux malades, en les engageant à venir de bonne heure se confier au traitement !

Est-ce à dire, toutefois, que l'hypertrophie du cœur ne soit jamais que passagère et ne puisse par elle-même constituer une maladie ? Non, sans doute ; car à côté de l'hypertrophie secondaire, dont nous venons de parler, de beaucoup, il est vrai, la plus importante, il en est une autre, celle-là réelle, primitive, indépendante de toute lésion cardiaque préexistante à toute maladie du cœur, *essentielle,* comme on dit en médecine.

L'hypertrophie du cœur, ainsi comprise, est beaucoup plus rare que la précédente; elle existe toutefois et se rencontre encore fréquemment. Il ne s'agit plus ici de compensation. Cette hypertrophie ne compense rien. Elle existe par elle-même, elle constitue toute la lésion, et c'est elle qui est toute la maladie.

Il n'est pas rare d'observer cette hypertrophie chez les gens qui ont fait abus de thé, de café, d'alcool, de tabac. Toutes ces substances contiennent en elles des produits toxiques à plus ou moins longue échéance, dont l'effet retentit surtout sur le cœur, et au bout d'un certain temps déterminent des palpitations. Or ces palpitations ne tardent pas à entraîner l'hypertrophie du cœur, par suite de la fatigue de l'organe.

On observe souvent à la puberté, chez des jeunes gens qui avaient été bien portants jusque là, une augmentation du volume du cœur, exagérée, véritable hypertrophie, se traduisant par des palpitations, et résultant peut-être d'un défaut de parallélisme dans le développement du cœur et des autres organes.

Il nous reste enfin à signaler parmi les causes fréquentes d'hypertrophie du cœur, la grossesse, et aussi l'action de certaines tumeurs abdominales, telles que les fibromes de la matrice, les kystes des ovaires.

Qu'il s'agisse d'hypertrophie secondaire compensatrice ou d'hypertrophie primitive, le pronostic est également sérieux, et dans les deux cas il est prudent de s'adresser de bonne heure au médecin.

CHAPITRE V

COMMENT RECONNAITRE QU'ON EST ATTEINT D'UNE MALADIE DU CŒUR?

Dans ce cas, sous l'influence d'un travail pénible, d'un effort, d'une fatigue quelconque ou d'une digestion difficile il surviendra des palpitations, de l'oppression, parfois de l'œdème des malléoles d'autant plus considérables que l'affection sera plus accentuée et qui se renouvelleront et aggraveront d'autant plus la situation du malade que celui-ci n'aura rien fait pour s'en guérir.

Il existe encore d'autres signes mais ceux-ci sont les plus importants. Nous allons les décrire séparément.

§ 1er. — Dyspnée.

(Etouffements. — Oppression. — Suffocation). — Il y a Dyspnée, quand il y a augmentation dans la fréquence des mouvements respiratoires avec gêne plus ou moins considérable dans l'accomplissement de cette fonction.

Chez l'adulte en bonne santé le nombre des mouvements respiratoires étant de 12 à 18 par minute, la dyspnée sera donc d'autant plus forte que le nombre de ces mouvements sera supérieur à ce chiffre. Parfois la dyspnée est si peu prononcée que le malade l'ignore, tandis que d'autres fois elle atteint une intensité telle que le malade ne peut respirer que debout, le buste rejeté en arrière, les mains accrochées aux meubles ou à l'appui d'une fenêtre faisant appel à toute son énergie musculaire pour dilater sa poitrine et faire entrer une plus forte quantité d'air dans ses poumons. Le sommeil devient alors impossible et le malade passe ses nuits dans cette position.

§ 2. — Palpitations.

Les palpitations sont constituées par des troubles dans les contractions du cœur qui deviennent plus fréquentes, plus fortes et souvent irrégulières.

Un cœur d'adulte en bonne santé se contracte de 60 à 70 fois par minute ; ces contractions ou battements s'accomplissent d'une façon régulière et ne sont perçus que par la main appliquée sur la région précordiale. Quand il y a palpitations le nombre de ces battements est supérieur et peut même atteindre les chiffres de 120, 140 et 160 ; la paroi thoracique est alors vivement ébranlée et le malade éprouve un sentiment de malaise, d'oppression, de gêne respiratoire, le visage devient pâle, terrifié, les extrémités se refroidissent, il peut même survenir une syncope.

Après quelques minutes d'une poignante anxiété l'orage se calme, les palpitations disparaissent peu à peu et le cœur reprend sa marche habituelle. Cette crise disparue peut se reproduire sous l'influence des mêmes causes qui l'ont déjà fait naître : émotion, fatigue, troubles du tube digestif ou autres qui parfois échappent totalement au malade.

§ 3. — Hydropisie.

Le nom d'Hydropisie a été donné à une accumulation de sérosité dans le tissu cellulaire ou dans les cavités naturelles du corps.

Tissu cellulaire. — Au-dessous de la peau se trouve une couche, plus ou moins épaisse, d'un tissu formé de fibres conjonctives, laissant entre elles des espaces cellulaires, plus ou moins larges, comme les aréoles d'un rayon de miel, et qui sont remplies de graisse, en quantité variable, suivant les individus. C'est à ce réseau qu'on donne le nom de *tissu cellulaire* graisseux. On ne le trouve pas que sous la peau; il s'infiltre entre tous les organes, comblant tous les vides, séparant les muscles, réunissant les régions les plus éloignées.

L'hydropisie du tissu cellulaire prend le nom d'*œdème* lorsqu'il est circonscrit à une région (œdème des paupières, œdème des membres inférieurs, de la face, de la glotte, etc.)

Cavités naturelles du corps. — Ces cavités appelées aussi cavités séreuses sont tapissées d'une membrane qui se réfléchit sur l'organe qu'elle recouvre. Entre ces deux feuillets se produit souvent un épanchement. L'hydropisie s'insinuant et se collectant entre ces deux feuillets est dénommée selon son siège : l'hydropisie du péritoine s'appelle *ascite*, celle du péricarde *hydropé-*

ricarde, celle des articulations hydarthrose, celle des ventricules du cerveau hydrocéphalie.

COMMENT SE PRODUIT L'HYDROPISIE.

La sérosité, qui passe ainsi dans le tissu cellulaire ou dans les séreuses pour former l'hydropisie, diffère à peine de l'eau ordinaire.

D'où vient cette eau?

Le sang est formé d'eau et d'éléments solides. Pour que l'eau du sang ne filtre pas au travers des parois des vaisseaux, il faut, onle comprend, deux choses :

1° Que les parois soient suffisamment résistantes ;

2° Que la pression du sang, dans les vaisseaux, soit inférieure à la pression qui s'exerce, de dehors en dedans, sur ces vaisseaux. Que l'une de ces deux causes cesse d'exister et l'équilibre est rompu, les vaisseaux laisseront passer l'eau du sang dans les tissus voisins.

Causes de l'hydropisie. — Elles peuvent être ramenées à deux :

1° Elles sont *mécaniques*, lorsque la quantité de sang, devenant trop abondante dans le système veineux, l'eau du sang traverse les parois, par suite de l'augmentation de pression ainsi produite.

2° Elles sont *dyscrasiques*, lorsque l'eau du sang filtre au travers des parois vasculaires plus ou moins altérées. C'est ce qui a lieu dans les affections du rein.

En général, causes mécaniques et causes dyscrasiques sont associées.

Dans les maladies du cœur, la cause mécanique, qui est la surcharge du système veineux, est la plus importante ; mais nous verrons que les maladies du cœur finissent par entraîner une déchéance de presque tout l'organisme, et l'altération des vaisseaux se joint encore aux troubles mécaniques de la circulation pour produire l'hydropisie.

L'hydropisie est également d'une grande fréquence au cours des maladies du rein, mais ici, ce sont les altérations des petits vaisseaux, qui semblent la cause de l'affection.

Dans les maladies du foie, il y a aussi hydropisie, hydropisie d'origine veineuse, par compression de la veine-porte et encombrement de la circulation du foie.

Telles sont les grandes causes habituelles de l'hydropisie. On le voit, ce n'est qu'un symptôme, commun à des affections diverses, mais c'est un symptôme de la plus haute importance, presque une complication, surajoutée à la maladie causale.

COMMENT RECONNAIT-ON L'HYDROPISIE.

Dans l'*hydropisie du tissu cellulaire*, telle que l'œdème et l'anasarque, la peau est pâle et décolorée, l'infiltration est très considérable, quand le tissu cellulaire est abondant et très lâche, comme aux paupières et au scrotum, qui peuvent acquérir un volume considérable. La pression du doigt sur ces parties y détermine, sans effort et sans exciter aucune douleur, un enfoncement « en godet », qui disparaît lentement, dès qu'on cesse de comprimer. La sérosité s'accumule, en plus grande quantité, dans les parties déclives, aux membres inférieurs, quand le malade est debout, et à la partie inférieure du dos, quand le malade est couché. Les jambes peuvent doubler et même tripler de volume : alors, la peau distendue se fendille, se crevasse et laisse écouler de la sérosité. Quelquefois, ces crevasses, sous l'influence d'une cause irritante, s'enflamment et il se produit un érysipèle, qui se termine souvent par la gangrène et par la mort. Dans d'autres cas, le malade est en proie à une soif très vive et à une diarrhée très abondante, qui vient hâter ses derniers moments.

Si l'hydropisie est aiguë, elle se manifeste rapidement et occupe en quelques heures une grande étendue et quelquefois tout le corps, qui peut acquérir un volume énorme et monstrueux. Il existe alors une fièvre plus ou moins forte.

Dans l'*ascite ou hydropisie de la cavité abdominale*, le ventre augmente peu à peu de volume ; le malade s'en aperçoit, surtout après les repas, il est obligé de desserrer ses vêtements. Si l'on examine alors le ventre, on le trouve plus ou moins déformé ; quand le malade est debout ou assis, l'hypogastre et les régions iliaques forment une saillie plus ou moins considérable ; s'il est couché horizontalement, les flancs semblent élargis ; enfin, si on le fait incliner sur un des côtés, la saillie du ventre se dessine dans le point qui est devenu le plus déclive.

A mesure que l'épanchement devient plus abondant, on voit augmenter la tension du ventre, dont la circonférence peut être doublée ou triplée. Alors, la peau de la paroi abdominale est lisse, tendue ; Ise fait une infiltration de sérosité dans son épaisseur, infiltration qui finit par gagner le reste du corps et surtout les membres inférieurs. Il survient des troubles du tube digestif : digestions difficiles, vomissements, constipation ; la sécrétion urinaire se fait difficilement. Le malade éprouve, pour respirer, une difficulté d'autant plus grande que l'ascite est plus considérable ; souvent apparaissent des palpitations : la faiblesse et l'amaigrissement vont toujours en augmentant, jusqu'à la mort.

L'*hydrothorax* produit de l'oppression s'il est considérable ; il ne détermine jamais de fièvre. Si l'hydrothorax se fait rapidement, dans les deux côtés à la fois, il peut déterminer la mort ou la précipiter.

L'*hydropéricarde* donne lieu à un sentiment de pesanteur et d'oppression, parfois à une difficulté extrême de la respiration. Il n'y a jamais de douleur. La face est violacée, le pouls petit, fréquent, de l'œdème, peut survenir aux deux extrémités inférieures. L'état du malade est d'autant plus grave que l'épanchement est plus abondant.

§ 3. — Asystolie.

Il est temps de connaître cet état si grave, dont nous avons, maintes fois déjà, prononcé le nom.

Qu'est-ce donc que l'*asystolie*, qu'entend-on par là ?

Par lui-même, le mot veut dire *absence de systole*, c'est-à-dire, absence de contraction cardiaque. Ce n'est pas rigoureusement exact, car l'absence absolue de toute contraction cardiaque, ce serait la mort. Toutefois, si le terme n'est pas parfait, il désigne un état bien net, dont nous allons essayer de donner les causes et de tracer le tableau.

L'*asystolie*, c'est l'aboutissant des affections du cœur, c'est le dernier acte de cette longue lutte de résistance entreprise par l'organisme, lutte qui peut durer parfois des années, avant que le cœur succombe à la peine.

Il ne faudrait pas croire que seules les maladies du cœur peuvent déterminer une attaque d'asystolie.

Sans doute, les affections valvulaires en sont la cause la plus fréquente ; mais, en dehors de toute affection du cœur on peut voir brusquement apparaître une attaque d'asystolie complète, se terminant par la mort, si elle n'est pas combattue à temps.

De même que les exercices violents, toutes les affections thoraciques, toutes les maladies chroniques du poumon, peuvent la provoquer.

Il est facile de comprendre comment.

Qu'une portion plus ou moins étendue du poumon soit malade, c'est autant d'entraves apportées aux échanges sanguins. Il y aura augmentation dans la pression sanguine de l'artère pulmonaire, dilatation du cœur droit, et finalement asystolie.

Par un mécanisme analogue les maladies du foie agissent sur le cœur droit. Nous dirons plus tard comment (1).

Les affections du rein, les maladies de l'estomac

(1) V. p. 51.

ont une semblable influence sur la circulation et secondairement sur le sang.

Malade en asystolie. — Rien n'est plus pénible, plus dramatique que le spectacle d'un malade en asystolie.

Assis, les jambes pendantes sur le bord de son lit, les mains fixées aux cuisses, il est là, hors d'haleine, éperdu, comme un individu qui vient de fournir une longue course. Le visage est violacé, une dyspnée épouvantable, une oppression pénible ne lui laissent pas une minute de répit.

Accablé par le besoin de sommeil, il cherche inutilement à goûter quelques instants de repos : à peine, a-t-il fermé les yeux que sa tête retombe lourdement sur sa poitrine et qu'il se réveille en proie à de nouvelles tortures. De là, cette cruelle alternative, ou se laisser gagner par l'asphyxie ou se passer absolument de sommeil.

Les narines dilatées s'agitent d'un tremblement convulsif, les veines du cou font saillie, elles sont gonflées, turgescentes, animées de battements violents, le cœur est irrégulier. En même temps, les phénomènes de congestion veineuse atteignent leur maximum d'intensité, les veines ne pouvant plus contenir l'excès du sang qui s'y trouve, la partie liquide du sang transsude au travers des parois des veines, et se répand dans tout le tissu cellulaire, sous la peau, dans les séreuses, partout où elle trouve de la place, donnant lieu à ce qu'on appelle l'*hydropisie*, et à l'*ascite* (1), hydropisie du péritoine.

Que la moindre excoriation se produise et des

(1) V. p. 42.

complications infectieuses vont venir se greffer sur cet état; alors, apparaissent des plaques de gangrène, des éruptions, des érysipèles d'allures graves, qui augmentent encore les souffrances du malade, jusqu'au moment où la mort vient y mettre un terme.

Tel est, en abrégé, le tableau de l'*asystolie* confirmée. Ce tableau ne se retrouve pas toujours pourtant aussi nettement caractérisé. Il est des cas d'asystolies frustes, qu'il faut savoir dépister et dont il faut triompher.

D'autre part ce n'est pas toujours sur la totalité des organes que se porte le mal. Tel malade fait son asystolie dans le foie : ici, les signes de congestion du foie dominent, tandis que chez cet autre, ce sera le poumon qui succombera le premier.

Différentes sortes d'asystolie peuvent donc se rencontrer.

Le pronostic de ces affections est grave. Mal soignées ou négligées, elles aboutissent à une mort fatale. Toutefois, lorsque par un traitement bien compris, on sait donner au cœur le moyen de se relever, au rein la possibilité de débarrasser le sang des produits toxiques qui y sont accumulés, lorsqu'on sait dissiper l'engorgement du foie, désencombrer la circulation de l'estomac et de l'intestin, activer la fonction respiratoire, indispensable à la régénération du sang, les choses changent de face et l'on devient maître de la situation. Sous l'influence d'un traitement sage, l'œdème disparaît, l'oppression cesse, le sommeil redevient paisible et la respiration normale; en un mot l'orage se calme, et le malade revient à la santé. Que de fois n'avons-nous pas vu s'opérer sous nos yeux de tels changements ! Que de fois nous avons eu la joie de rendre à l'affection des leurs un mari, un père, une mère bien-aimée, dont la reconnaissance a récompensé nos soins empressés !

CHAPITRE VI

INFLUENCE DES MALADIES DU CŒUR

SUR LE FOIE ET LES REINS

ET RÉCIPROQUEMENT

Nous en avons fini avec cette longue revue des maladies du cœur. Mais tout cela serait encore fort insuffisant, si nous ne tentions de montrer de quelle façon intime ces trois organes, cœur, foie et rein, sont liés ensemble et comment les maladies de l'un de ces organes peuvent retentir sur les deux autres, au point que, reconnaissant les mêmes causes, ils fournissent souvent au médecin les mêmes indications, et qu'alors même qu'un seul de ces organes est atteint, le praticien expérimenté et instruit ne doit pas perdre de vue les deux autres.

Rôle du foie. — Nous avons décrit la circulation du sang; nous avons dit, d'où vient le sang, où il va, à quoi il sert. Nous avons vu qu'il reçoit de l'intestin les produits de la digestion. Bien des choses passent ainsi dans le sang. La plupart du temps l'alimentation est trop copieuse; des substances diverses, souvent des poisons ont pénétré dans le sang, avec les résidus de la digestion.

Il y avait là, vous le comprenez, un danger pour l'organisme, danger qui se trouve évité par le foie.

1° **Il est le régulateur de l'absorption du sucre.** — Le foie joue, en effet, le rôle d'un surveillant, d'un protecteur. Le sang, qui lui arrive de l'intestin par la veine porte, va abandonner dans les cellules du foie tout le sucre qu'il contient en trop, tous les poisons qu'il a absorbés. La quantité habituelle de sucre qui se trouve dans le sang est de 3 à 4 pour 1,000. Eh bien, lorsqu'il arrive au foie, le sang contient jusqu'à 16, 17 pour 1,000 de sucre, bien plus qu'il n'en faudrait pour être empoisonné par cet aliment, pourtant nécessaire. Ce sucre, arrêté par le foie, s'emmagasine dans les cellules de l'organe, et à l'avenir le foie s'arrangera pour ne laisser passer que la quantité de sucre suffisante au bon fonctionnement de la machine.

Mais il y a mieux. Supposez qu'on vienne à supprimer l'apport de glucose, pour cela qu'on se nourrisse exclusivement de viande. Ici encore, le foie est votre sauveur; cette fois, c'est lui qui fabriquera le sucre que ne lui envoie plus l'intestin; c'est son sucre, celui qu'il a emmagasiné, qu'il donnera, toujours avec la même régularité.

2° **Il sécrète la bile.** — Le *foie* a une autre fonction, celle de sécréter la *bile*. Je ne m'arrêterai sur ce point que pour vous dire que la bile est, avec le suc pancréatique, le liquide qui sert à l'émulsion et par suite à la digestion des aliments gras.

Vous le voyez donc : un rôle de la plus haute importance est dévolu au foie, et on se rend facilement compte maintenant comment tout trouble dans la circulation doit retentir sur le foie ou inversement, comment tout trouble du foie retentit sur la circulation et le cœur.

Le sang, chargé des produits de la digestion, est conduit de l'intestin au foie, par la veine porte. Arrivée au foie, cette veine se ramifie dans le tissu de l'organe, en une infinité de petits vaisseaux qui, finalement, après avoir abandonné au foie le sucre et les produits toxiques qu'ils contenaient, se réunissent en un tronc commun, qui est la *veine hépatique*. A son tour, cette veine va se jeter dans ce tronc, dont nous avons parlé, la veine cave inférieure, qui vient déboucher dans l'oreillette droite, apportant ainsi au cœur droit le sang veineux de tout l'organisme.

Pour que le sang puisse ainsi passer de l'intestin dans le foie, et du foie dans la circulation générale, il faut, on le devine, que la pression du sang soit supérieure, dans le département de la veine porte, à celle qu'il a dans les veines sus-hépatiques et dans la veine cave inférieure. Toute circulation serait impossible s'il n'en était ainsi.

Influence du cœur sur le foie. — A l'état normal c'est donc ce qui a lieu. Chaque systole de l'oreillette droite, où aboutit la veine cave, détermine un appel dans cette veine, une diminution de pression; mais, supposez pour un instant, que l'oreillette se laisse dilater par le mécanisme que nous avons plus haut examiné, alors c'est l'inverse qui a lieu, le sang ne circule plus qu'incomplètement, la veine cave est surchargée de sang veineux, la pression augmente, le foie s'embarrasse et tout le fonctionnement de la machine est arrêté.

Alors qu'arrive-t-il? L'eau du sang transsude au travers des parois veineuses, passe dans le tissu cellulaire sous-cutané, distend les cavités qu'il rencontre, le péritoine, par exemple, et c'est ainsi que nous avons l'*ascite* ou *hydropisie*, ce symptôme si commun aux maladies du cœur et aux maladies du foie.

Influence du foie sur le cœur. — Ici, c'est le mauvais état du cœur qui agit sur le foie; lorsque le foie est atteint le premier, il peut avoir sur le cœur une influence aussi désastreuse. Or, un organe aussi important que le foie, d'une telle délicatesse, n'est pas sans s'altérer fréquemment. Songez à tout ce que nous introduisons dans notre alimentation : c'est l'alcool, ce poison du foie; ce sont tous les produits toxiques qui résultent de la fermentation gastro-intestinale (indol, scatol, ptomaïnes) lorsque la digestion se fait mal ou incomplètement. Toutes ces substances, pénétrant dans le foie par la veine porte, s'emmagasinent dans l'organe, qui reste d'abord silencieux, jusqu'au moment de la révolte, qui éclate tôt ou tard. Alors l'équilibre est rompu. Le foie, arrêté dans son fonctionnement, réagit sur le cœur, laisse passer les poisons dans le sang, et alors apparaissent tous les signes d'une affection du cœur surajoutée. C'est ainsi qu'agissent les *cirrhoses*, l'*ictère*, mais surtout la *lithiase biliaire*, les *coliques hépatiques*, dont le retentissement sur le cœur est si fréquent, par un phénomène que nous allons expliquer.

Le professeur Potain a démontré l'existence d'un réflexe constant entre le foie et le poumon.

Vous savez ce que c'est qu'un phénomène réflexe? On excite un point de l'organisme : l'excitation, transmise au cerveau, se répercute aussitôt, d'une façon toujours identique pour un point donné, par une action différente. Chatouillez le fond de la gorge avec les barbes d'un pinceau, aussitôt apparaît l'envie de vomir : c'est ce qu'on appelle le réflexe pharyngien. Le point de départ de ce réflexe est dans les terminaisons nerveuses de la muqueuse pharyngée. Elles transmettent l'incitation reçue à un point donné du cerveau, d'où part alors une action nouvelle, le vomissement.

Un réflexe spécial existe entre le foie, ou mieux entre la vésicule biliaire et le poumon. Irritez la vésicule d'un lapin, aussitôt il se produit un resserrement des vaisseaux pulmonaires. Le point de départ du réflexe est dans les nerfs de la vésicule; le point d'arrivée ou de répercussion est dans les nerfs des vaisseaux pulmonaires. Le poumon ne peut plus recevoir la même quantité de sang, et tout ce liquide, venant du cœur droit, va refluer dans le ventricule, qui se laissera dilater : d'où l'asphyxie. Ce que nous avons dit du foie nous pouvons le redire du rein.

Rôle du rein. — Comme le foie, le rein est une glande, dont la fonction est de sécréter l'urine. L'urine est un liquide excrémentitiel, qui contient en dissolution toute une série de corps extrêmement toxiques, l'urée, l'acide urique et bien d'autres encore.

Ces substances sont les résultats des combinaisons chimiques qui s'opèrent dans l'intimité de nos tissus, au contact de l'oxygène de l'air apporté par le sang. La cendre qui résulte de ces combustions n'est autre que l'urée; mais, si l'organe fonctionne mal, la nutrition est ralentie, languissante, et au lieu d'urée, c'est de l'acide urique qui se forme.

Le sang, chargé de tous ces déchets, arrive au rein sous forte pression ; au travers d'un ingénieux réseau de tubes, il se filtre : tout ce dont l'organisme doit se débarrasser passe, avec une partie de l'eau du sang, dans le bassinet du rein, et de là, par les uretères, est conduit dans la vessie et au dehors.

Le rôle du rein est donc de la plus haute importance. C'est par lui, surtout par lui, que nous nous débarrassons de tous les poisons du sang, et vous comprenez de quelle importance il est, en cas de maladie, que le rein fonctionne bien, puisque c'est par lui que s'échappent les toxiques sécrétés par les microbes.

Influence du cœur sur les maladies du rein. — Les troubles de la circulation, les maladies du cœur retentissent bien souvent sur le rein, au point que le pronostic d'une affection du cœur dépend fréquemment de l'état du rein, et que la grande indication pour le médecin est, en pareil cas, de favoriser l'excrétion rénale.

Les deux symptômes habituels des maladies des reins sont l'albuminurie et l'urémie.

Nous en dirons quelques mots, vu leur fréquence, au cours des affections du cœur.

Influence des maladies du rein sur le cœur. — Certaines néphrites ; la néphrite interstitielle en particulier, exerce d'une façon constante une action funeste sur le cœur. Sous le nom de *cœur rénal*, on étudie en effet des troubles dus au développement de cette variété de néphrite. Nous ne pouvons ici entrer dans le détail de cette affection.

CHAPITRE VII

DE L'ALBUMINURIE

L'Albuminurie est caractérisée par le passage de l'albumine du sang dans l'urine.

L'Albuminurie ne constitue pas une maladie spéciale, une entité morbide dont les causes, la marche, les symptômes, le traitement puissent être déterminés d'avance, mais seulement un symptôme commun à un grand nombre d'affections ainsi qu'on le verra plus loin.

Quand dans une urine il existera de l'albumine les causes de ce désordre urinaire devront être recherchées et le traitement dirigé contre celles-ci.

On peut donc dire qu'il existe des albuminuries avec néphrite ou maladie du rein et des albuminuries sans néphrite : les premières sont dues à des altérations organiques du rein, tandis que les secondes sont la conséquence d'une altération survenue dans la composition des humeurs. C'est parce que ces faits ont été méconnus que tous les traitements imaginés contre l'Albuminurie et non contre ses causes n'ont donné que des déboires aux malades et aux médecins.

Les Albuminuries avec Néphrite ont pour cause :

1° Les Intoxications par le plomb (maladie des peintres) ou par les boissons fermentées (Alcool, Eaux-de-vie, absinthes, Vin, Bière, Cidre, etc.).

2° Les Infections microbiennes aiguës (Scarlatine, Rougeole, Varioles, Rhumatismes articulaires aigus, Paludisme, Tuberculose, etc.).

3° Dans les maladies du cœur anciennes le rein enflammé, congestionné est altéré dans sa texture et ses fonctions, d'où albuminurie.

Dans ces cas le malade éprouve fréquemment de la céphalalgie, des hydropysies diverses (œdème de la face, des extrémités inférieures, etc.), des douleurs lombaires, de l'oppression, de violents battements de cœur, des altérations de la vue, des besoins fréquents d'uriner pendant la nuit; l'urine est le plus souvent presque incolore, parfois très colorée et le microscope y décèle des éléments du rein.

Les Albuminuries sans Néphrites relèvent des causes suivantes : Anémie, Chlorose, Maladies du cœur au début, Dyspepsie, Constipation, Neurasthénie, Surmenage physique ou intellectuel, Grossesse, Affections utérines, Rein flottant, etc.

L'urine renferme alors de l'albumine et rarement des éléments du rein. Le malade a d'abord toutes les apparences d'une bonne santé, mais plus tard il peut survenir de l'amaigrissement et de l'oppression à la marche, et de l'artério-sclérose si l'on n'y met pas bon ordre par un traitement bien compris.

Pour différencier ces deux sortes d'albuminurie et savoir bien interprêter les rapports qui existent entre les éléments trouvés dans une urine, le médecin devra être doublé d'un bon chimiste bien au courant de ce genre d'études.

Le régime alimentaire tient une grande place dans le traitement des albuminuries, le lait trop souvent prescrit devra parfois être défendu.

CHAPITRE VIII

URÉMIE

L'Urémie est la conséquence fréquente des maladies du rein et des affections du cœur, quand le malade n'a pas fait le nécessaire pour la prévenir.

Chez un sujet en bonne santé l'urine entraîne avec elle des déchets de la nutrition parmi lesquels se trouvent des poisons organiques formés dans nos organes, et d'une toxicité redoutable.

Que chez ce même sujet le rein soit malade, cet organe ne laissera plus passer les principes toxiques qui restés dans le sang ne tarderont pas à exercer leur action et donner lieu à de l'*Urémie.*

Symptômes. — Tantôt, c'est sous forme d'une perte de connaissance, subite et mortelle, que se présente l'urémie; tantôt, le malade se roule dans d'horribles convulsions, au bout desquelles, il finit le plus souvent par succomber.

Parfois, c'est une oppression continuelle, des accès d'épouvantable dypsnée. Enfin, il n'est pas rare de voir ce malheureux malade devenir fou : il surprendra douloureusement tous les siens, pendant des mois, par des actes irraisonnés, par une véritable folie, que rien ne faisait prévoir, que rien n'explique, jusqu'au jour où un médecin plus avisé s'imagine d'en rechercher la cause dans les urines.

D'autres fois le malade est plongé dans un sommeil profond d'où il est difficile de le tirer pour s'y replonger aussitôt jusqu'à ce que la mort vienne y mettre un terme.

Une médication énergique est seule capable de modifier et faire disparaître cet état de choses. Elle aura d'autant plus de chances de succès qu'elle interviendra plus tôt.

CHAPITRE IX

ACCIDENTS NÉVRO-CARDIAQUES

Sous le nom d'accidents névro-cardiaques, il nous reste à étudier une série d'affections dans lesquelles, troublesner veux et troubles cardiaques s'associent également, parfois, au point qu'il est difficile de déterminer lequel de ces deux éléments, nerveux ou cardiaque, prédomine ou a précédé.

Ces accidents sont :

a). La *tachycardie paroxystique*,

b). Les *palpitations*,

c). Le *pouls lent permanent*,

d). Nous dirons également un mot d'une autre maladie fréquente qui, bien qu'appartenant au groupe des névroses, n'est pas sans intérêt dans une étude des maladies du cœur, je veux parler du *goître exophtalmique*.

a. — TACHYCARDIE PAROXYSTIQUE ESSENTIELLE.

Ne vous effrayez pas de ce mot savant. Quoiqu'un peu long, il cache une idée fort simple, et vous comprendrez sans peine en quoi consiste cette affection. *Tachycardie*, cela veut dire, littéralement, d'après l'étymologie « pouls rapide ». Qu'est-ce donc que cette affection nouvelle? Et en quoi est-il si grave, allez-vous me demander, que le pouls aille plus ou moins vite ? Vous allez le voir.

Et d'abord, distinguons. Le pouls peut être rendu rapide, dans diverses maladies. La tachycardie n'est plus ainsi, qu'un accident, au cours d'autres affections. Tout le monde sait que la fièvre accroît le nombre des battements du cœur. Sans même que nous soyons malade, sous l'influence de conditions diverses, le cœur peut battre plus vite ; c'est ainsi qu'il en est, après la digestion, la marche, un travail cérébral un peu exagéré ; le cœur de l'enfant bat plus vite que celui de l'adulte ; la femme enceinte a aussi plus de pulsations que celle qui ne l'est pas. Tout cela, vous le comprenez, n'a rien d'anormal et ne doit pas, par conséquent, rentrer dans le cadre de notre affection.

Nous ne nous arrêterons pas davantage sur la tachycardie, symptomatique d'autres affections. C'est affaire au médecin, par exemple, de savoir que le pouls est plus fréquent dans certaines affections nerveuses, dans certaines maladies du cœur, dans les fièvres, dans la chlorose, l'anémie, l'alcoolisme et surtout le goître exophtalmique (1).

Je veux seulement parler ici d'une affection toute récente, connue et isolée d'hier seulement, ce qu'on a appelé la *tachycardie paroxystique essentielle*.

Cette affection est caractérisée par deux sortes de symptômes. Les uns, *constants*, constituent en quelque sorte la maladie même, en sont la signature ; les autres, *inconstants*, varient suivant les

(1) V. p. 70.

malades, quant à leur intensité et quant à leur présence.

Disons enfin que cette névrose, car c'est dans le groupe des névroses que doit être rangée cette affection, éclate par accès d'intensité et de durée fort variable.

Symptômes. — Les symptômes *constants* fondamentaux sont au nombre de trois :

1° *Fréquence du pouls*, c'est-à-dire, d'une part, la rapidité et la fréquence des battements du cœur ;

2° *Faiblesse du pouls*, faiblesse qui est à la fois le signe le plus accusé, le plus grave de l'affection. Elle témoigne, en effet, du peu d'énergie qu'à le cœur, et de la faible tension qu'il imprime au sang qui circule dans les artères ;

3° *Faible tension du sang*. Là est le danger : la tension artérielle, autrement dit l'impulsion sanguine, étant trop faible, des symptômes d'anémie apparaîtront, l'organisme sera languissant, les fonctions des divers appareils se feront mal, se ralentiront ; le rein surtout, ou plutôt la fonction qu'il est chargé d'accomplir, sera la première à ressentir les conséquences de cette faiblesse artérielle.

Nous avons dit ce qu'est le rein (1) : il est toutefois nécessaire de rappeler que cet organe est le dépurateur du sang : c'est par là, que le sang se décharge des cendres produites dans la combustion intime des tissus : le rein filtre, en quelque sorte, le sang qui passe dans la trame de son tissu. Eh bien ! vous compre-

(1) V. p. 55.

nez facilement comment, dans les maladies où la tension artérielle est abaissée, la filtration ne s'opère plus que lentement, incomplétement, et vous l'avez déjà deviné, la faible quantité des urines, l'insuffisance de la dépuration du sang par le rein, et par suite l'accumulation des produits toxiques de l'organisme dans le sang, telles sont les redoutables conséquences d'une maladie si bénigne en apparence.

Nous connaissons les symptômes cardinaux de cette affection.

Parlons maintenant des différents petits signes que présentent fréquemment ces malades.

Pendant l'accès, le médecin exercé les reconnaît assez souvent à leur face, pâle d'abord, puis bientôt cyanosée ; les lèvres bleuissent, en même temps apparaisssent tous les signes d'un encombrement dans la circulation cérébrale : agitation, insomnie, rêves pénibles, sensation de lourdeur, de pesanteur, mal de tête continu, parfois délire.

Parfois aussi, des douleurs variées sont ressenties par le malade. Ici, c'est un frissonnement général, une angoisse mal définie, un sentiment de constriction, d'étreinte douloureuse autour du cou, du thorax ou du ventre.

Parfois enfin, apparaissent tous les degrés de la dilatation aiguë du cœur, c'est-à-dire de l'asystolie.

Vous le voyez, cette maladie n'est pas sans intérêt à connaître.

Causes. — Sur le chapitre des causes, hélas ! peu de chose à dire. Le surmenage physique ou moral semble avoir été incriminé avec raison ; l'abus du café, du tabac, de l'alcool, pourrait peut-être avoir quelque résultat analogue, de même les excès vénériens, les efforts prolongés ou tróp considérables; par dessus tout enfin se retrouve ici l'énorme influence de l'hérédité nerveuse.

Le traitement de ces crises doit donc être appliqué de bonne heure. Au début, il est possible au médecin d'enrayer les conséquences du mal, et c'est aux malades d'avoir égard à ne pas se laisser arriver aux terribles accidents que peut déterminer la tachycardie paroxystique.

b. — Palpitations.

Il n'est pas de symptôme plus communément observé chez ceux qui viennent s'adresser au médecin; il en est de cela comme de l'hypertrophie du cœur : ce sont deux mots bien connus du public, mais sait-on toujours ce qu'ils signifient exactement?

Les *palpitations* peuvent être définies « un battement douloureux du cœur, perçu par le malade ». A l'état normal vous ne sentez pas battre votre cœur. Eh bien! il arrive parfois que les battements sont perceptibles au malade, il sent son cœur comme il sent sa langue dans sa bouche; mais cette sensation est ici douloureuse, incommode pour le malade.

Voilà donc un phénomène bien nettement caractérisé, facile à reconnaître. Le malade sent brusquement battre son cœur, avec force, avec violence, « à rompre la poitrine » disent souvent les personnes qui viennent nous consulter. Un sentiment d'oppression pénible, une angoisse mal définie accompagne ces battements, une sueur froide couvre parfois le visage qui pâlit, le malade se sent près de défaillir.

Palpitations nerveuses. — Toutefois, malgré l'importance que ce symptôme peut prendre, dans certains cas, il ne faut pas se laisser terrifier par le mot et croire fatalement, que, parce que l'on a éprouvé une fois cette sensation, on est atteint d'affection du cœur. Prises en elles-mêmes, les palpitations sont un symptôme qui n'a pas toujours une importance considérable. Je dirais presque que c'est parfois un symptôme banal, d'une valeur secondaire ; c'est affaire au médecin de savoir discerner la cause véritable des sensations éprouvées par le malade.

Prenons garde cependant : on a prétendu que ces palpitations, soi-disant purement nerveuses pourraient à elles seules devenir causes de l'hypertrophie cardiaque, avec toutes ses conséquences. Qui dit palpitation dit, en effet, suractivité du cœur. On comprend l'intérêt qui s'attache à cette question, combien elle doit nous rendre réservés au point de vue de l'avenir de ces palpitations que tout à l'heure, nous disions banales. Banales, oui, elles le sont, par leur fréquence, par l'absence dans bien des cas, de toute lésion matérielle , mais en présence des conséquences qu'elles peuvent, dans certains cas, déterminer, il est prudent de ne pas s'endormir dans une trompeuse sécurité, et il est du devoir du médecin de les combattre à temps, quelle qu'en soit la cause.

Je vais plus loin. A côté de ces palpitations sans cause, mal définies, « *sine materia* », il en est d'autres, ne différant en rien, par la façon dont elles se produisent, des précédentes, mais relevant cette fois de causes matérielles. De ces palpitations, les unes, de beaucoup les plus fréquentes et les plus importantes, sont souvent le signe avant-coureur d'une lésion du cœur; les autres trouvent leur explication dans la coïncidence d'une affection des voies digestives ou de l'anémie.

Palpitations dans les maladies du cœur. — Toutes les maladies du cœur peuvent se traduire par des palpitations. Souvent même, c'est pendant longtemps le seul symptôme observé par le malade, et les palpitations prennent, de ce fait, une importance considérable. Ce sont elles, qui ont conduit le malade vers le médecin, et, en sachant, de bonne heure, instituer un traitement sage, celui-ci pourra reculer bien souvent un danger imminent, heureux d'avoir pu constater à temps une affection, jusqu'ici latente et ignorée de tous.

Palpitations dans d'autres affections. — Les palpitations ne se rencontrent pas que dans les maladies du cœur. Elles sont fréquentes dans les maladies du foie, dans la chlorose, l'anémie, la goutte, certaines intoxications comme le tabac, mais surtout, dans cet empoisonnement lent qui résulte d'une mauvaise digestion. Nous ne pouvons entrer plus avant dans l'étude des causes des palpitations. Il nous faudrait pour cela un luxe de détails anatomiques sans lequel nous ne pourrions être bien compris, et qui serait déplacé dans cet opuscule. D'ailleurs, nous ne pourrions qu'émettre des hypothèses sur la nature même des causes des palpitations, car rien n'est bien démontré à cet égard.

Il est facile de tirer la conclusion pratique de tout cela. Si les palpitations ne sont pas toujours un symptôme grave par lui-même, elles sont, dans bien des cas, pour le malade, un précieux avertissement, auquel il faut bien se garder de refuser attention. Si le médecin juge qu'elles n'ont pas d'importance au cas particulier, c'est tant mieux ; mais, il n'en est pas toujours ainsi, vous l'avez vu. Elles peuvent lui révéler un mal ignoré, et la guérison sera peut-être la conséquence de cette découverte fortuite. Pourquoi hésiterions-nous à prévoir des maux si grands par la suite !

c. — Pouls lent permanent.

De même que la rapidité exagérée du pouls peut constituer à elle seule une véritable maladie, de même, sous le nom de *pouls lent permanent*, ou *bradycardie*, on désigne une affection caractérisée par le ralentissement permanent du pouls, symptôme capital, auquel s'ajoute une série de troubles morbides, surtout nerveux, venant compléter le tableau de la maladie.

Cette affection ne doit pas être confondue avec le ralentissement passager du pouls, qu'on observe dans certaines maladies : la dipthérie, l'intoxication par le plomb, les maladies du foie, la jaunisse, la méningite enfin, peuvent s'accompagner du ralentissement du pouls ; mais ici, la *bradycardie* n'est qu'un symptôme accessoire, passager, sans importance véritable, tandis qu'au cas qui nous occupe, ce ralentissement est toute la maladie ou en est du moins le signe principal.

Le pouls bat lentement, l'auscultation du cœur modifiée traduit les changements éprouvés dans la circulation du sang, et, en même temps, éclatent des accidents nerveux. Le plus souvent, ce sont des vertiges; parfois, une syncope, parfois, enfin une attaque d'épilepsie, font leur apparition. L'examen fortuit du pouls en révèlera la cause, jusqu'à ce moment ignorée, dans bien des cas. Il paraîtrait que Napoléon Ier souffrait de cette affection. — Son pouls, dit Corvisart, son médecin, ne battait que 40 pulsations, et l'on sait que Napoléon était atteint de crises épileptiques.

Au bout d'un certain temps, les crises, déterminées par les accidents nerveux, se rapprochent, augmentent d'intensité, et la mort peut être la conséquence d'un de ces accès. L'association de tous ces symptômes, indispensable pour constituer la maladie, nous montre bien qu'ici encore nous avons affaire à une névrose. C'est donc à la fois sur le système nerveux et sur le cœur que doit agir le médecin. Le traitement mixte nous a ainsi donné de très remarquables résultats, dans un certain nombre de cas, que nous avons pu observer.

d. — Goître exophtalmique ou maladie de Basedow.

Nous dirons quelques mots de cette affection que notre pratique nous a fait si souvent rencontrer, bien qu'elle ne soit pas toujours rangée dans le cadre des affections du cœur.

Les symptômes en sont nombreux et variables, mais, ils sont loin d'avoir tous la même importance. Certains sont à peu près constants et acquièrent par là-même une grande valeur.

Les symptômes cardinaux de cette affection sont au nombre de quatre :

1° Une *augmentation*, plus ou moins considérable, de la *glande thyroïde* (goître) ;

2° Une *exophtalmie* plus ou moins marquée ;

3° Un *tremblement spécial ;*

4° A cela s'ajoutent, le plus souvent, des *troubles cardiaques et nerveux* divers, que nous allons décrire.

Le début est en général lent ; l'affection méconnue n'attire pas grande attention. C'est un énervement mal défini, une instabilité, une mobilité d'humeur inaccoutumée ; puis, peu à peu, les contractions cardiaques s'accentuent, le pouls se précipite, bat jusqu'à 120, 150 pulsations et même plus, le malade éprouve des palpitations et le cœur s'hypertrophie.

Goître. — En même temps, le *goître* apparaît et progresse. La *glande thyroïde* est une glande vasculaire, qui se trouve en avant, en bas et de chaque côté du cou, au niveau de la trachée.

Son *hypertrophie*, due à des causes très-diverses, est ce qu'on appelle un *goître*.

Ici, nous n'avons pas affaire à un goître vrai, en ce sens que, symptomatique de troubles nerveux et circulatoires, le goître n'a plus qu'une importance secondaire, n'est plus qu'un symptôme isolé au milieu d'autres, tandis que dans le goître vrai l'hypertrophie du corps thyroïde est toute la maladie.

Au début, le goître est peu prononcé, mais, petit à petit, il grossit; le malade y éprouve des battements gênants qui l'oppressent et l'inquiètent.

Exophtalmie. — L'*exophtalmie* accompagne ces différents symptômes. Exophtalmie, cela veut dire littéralement « yeux en dehors ». En effet, les yeux deviennent saillants, et semblent sortir de l'orbite. Parfois même, les paupières ne recouvrent plus qu'incomplètement le globe oculaire; la sécrétion lacrymale, mal régularisée, permet l'accumulation de matières étrangères, quelquefois septiques, sur le bord libre de la paupière, dans les culs-de-sac conjonctivaux, donnant lieu à des suppurations graves de l'œil et des annexes.

Troubles nerveux. — Des troubles nerveux divers apparaissent. Tantôt, ce sont des crampes, des crises épileptiformes, des névralgies ; mais, de tous le plus fréquent est un tremblement spécial, reconnu par Charcot, surtout accusé aux extrémités.

A tous ces signes, qui leur donnent un cachet spécial, les malades se reconnaissent facilement. Ce sont de jeunes femmes, le plus souvent, qui viennent au médecin, inquiètes, agitées, tremblantes, se plaignant de palpitations, d'oppression, et cachant, par une coquetterie naturelle, sous un col élevé, leur cou hypertrophié par le goître.

Nous n'insisterons pas sur d'autres signes moins importants, qu'on rencontre parfois, car nous en avons dit assez pour comprendre et reconnaître, dans la majorité des cas, cette affection.

La cause en est encore bien mal connue. On

rattache, en général, le goître exophtalmique au groupe des névroses, au même titre que l'hystérie, la neurasthénie et d'autres encore. Il est de fait que l'hérédité nerveuse se retrouve, pour ainsi dire, toujours chez ces malades, le plus souvent des femmes.

Le pronostic est toujours sérieux, parce que c'est là une affection longue, difficile à traiter, difficile à guérir, et souvent elle entraîne une cachexie spéciale qui fait de ces malades des infirmes. Toutefois, les résultats obtenus par nous sont, dans bien des cas, très satisfaisants; une amélioration persistante et la guérison peuvent être assurées au malade.

CHAPITRE X

DE L'ARTÉRIO-SCLÉROSE

COMMENT ON DEVIENT VIEUX

Avez-vous jamais pensé en quoi consiste la vieillesse?

Pourquoi la mort? Comment le vieillard meurt-il?

Telles sont les questions que nous allons aborder dans leur rapport surtout avec la circulation et le cœur.

En réalité, le travail de la mort commence avec la vie.

Sclérose des tissus. — Au fur et à mesure que l'individu avance en âge, les tissus s'infiltrent progressivement d'éléments organiques ou minéraux étrangers à leur constitution. Les éléments nobles, c'est-à-dire ceux qui sont essentiels au fonctionnement de l'organe, tendent à disparaître. Un tissu conjonctif, sans grande individualité ni réaction propre, tend partout à les remplacer; il se fait, en un mot, dans tout l'organisme, de la sclérose, c'est-à-dire que l'organe tend à devenir dur.

Plus on vieillit, plus la tendance scléreuse de

l'organisme s'accuse. Elle se fait partout, dans le foie, dans le rein, dans le cerveau, dans le cœur. Il en résulte une sorte de rétrocession de tous les organes, une désintégration de tout l'organisme, qui aboutit à un ralentissement, de plus en plus prononcé, des échanges nutritifs intraorganiques. Les éléments anatomiques deviennent paresseux à accomplir les fonctions d'assimilation qui leur sont dévolues, la cellule ne se repose plus, et par là même l'effet devient cause, la résistance aux transformations conjonctives est diminuée, l'élimination des produits toxiques de tous les détritus de la vie ne se fait plus qu'insuffisamment; tous ces résidus toxiques s'accumulent dans le sang et créent pour le vieillard une véritable imminence morbide.

A côté de ces scléroses, dues à des causes générales, il en est d'autres, dont la cause est l'irritation locale d'un organe.

Ici c'est le foie, chez celui-là c'est le rein qui est atteint de sclérose. Tel autre en portera la trace sur les valvules du cœur; mais, le plus souvent, ce travail de sclérose se localise au système artériel tout entier, donnant lieu alors à cet état général que nous avons si souvent invoqué, l'artério-sclérose.

Artério sclérose. — Les artères deviennent dures, rigides; leurs parois s'infiltrent d'incrustations calcaires, de dépôts minéraux. Il en résulte pour le rein, pour le cœur, pour le foie, pour le cerveau, pour l'organisme tout entier, des dégénérescences artérielles qui entraînent parfois des accidents épouvantables : l'hémorragie cérébrale ou le ramollissement du cerveau, la néphrite interstitielle, les cirrhoses du foie, les anévrismes, les lésions valvulaires du cœur, l'angine de poitrine, les varices, tels sont les effets habituels de l'artério-sclérose.

Toutefois, bien des causes peuvent hâter la vieillesse.

Causes de la sclérose. — Le plus vieux n'est pas toujours celui qu'on pense. Ainsi que l'a dit un médecin célèbre « on a l'âge de ses artères », car c'est en effet sur les artères que se porte le plus souvent le processus scléreux. Nombreuses sont les causes qui augmentent cette tendance à la sénilité et la précipitent.

1° *Intoxications.* — Ce sont les grandes intoxications auxquelles l'homme s'expose tous les jours.

A. *L'Alcool*, toxique redoutable et faisant d'autant plus de victimes qu'il est à la portée de tout le monde. La vente de ce produit devrait être réglementée comme l'est celle des poisons.

B. *L'abus d'une alimentation trop riche* en viandes rouges gibiers et poissons de mer qui provoque dans l'économie la formation de poisons (toxines).

C. *Le plomb* dont les funestes effets se font sentir sur tous ceux qui préparent ou emploient les couleurs.

2° *Causes morales.* — Les grands chagrins quelle qu'en soit la cause (mort ou disparition d'êtres chers, pertes d'argent, etc.) entrent pour une large part dans l'étiologie de l'artério-sclérose.

3° *Diathèse arthritique.* — Puis ce sont toutes les grandes diathèses héréditaires, c'est-à-dire cet état général qu'on apporte en naissant, mais qu'on développe aussi par l'éducation et le genre de vie : l'Arthritisme et le Nervosisme par exemple.

4° *Syphilis.* — Nous ne devons pas oublier dans cette courte nomenclature, l'influence considérable et bien autrement redoutable d'une maladie terrible, malheureusement si fréquente, la Syphilis. Plus que toute maladie, la Syphilis prédispose à la Scélrose, mais ici, c'est une sclérose compacte, une véritable tumeur qui se forme. Cette sclérose syphilitique se localise de préférence sur les artères ou sur le système nerveux, de là la terrible gravité des accidents tertiaires.

Conséquences et accidents à redouter. — Ils sont multiples. Parfois sous l'influence d'une émotion vive ou d'un effort, une artère du cerveau se rompt, un épanchement sanguin se produit dans le cerveau et il en résulte tantôt une paralysie plus ou moins étendue, tantôt une mort rapide ou brusque.

D'autres fois la rupture ne porte que sur deux tuniques la troisième très résistante et élastique se détend sans se rompre et il se produit alors un anévrysme.

La Sclérose des artères coronaires (les nourricières du cœur) donnera lieu à de l'Angine de poitrine, tandis que si l'artério-sclérose frappe le rein, l'urine renfermera de l'albumine.

Quand cette altération des artères est généralisée il existe une oppression constante qui s'exagère sous l'influence du plus petit effort et empêche le malade de dormir.

Moyens de retarder la vieillesse. — Nous devons nous demander s'il n'y a pas moyen d'enrayer ce travail de dégénérescence. Bien souvent, hélas! il est trop tard. Mais, nous sommes bien souvent plus heureux, et il est des cas nombreux où la sclérose rétrocède sous l'effet du traitement.

Le traitement, vous le comprenez, est complexe. L'hygiène spéciale a une importance primordiale; quant aux médicaments, il faut en être sobre, très sobre, car le danger est souvent grand; mais, il n'est pas besoin qu'ils soient nombreux pour être efficaces, et nous ne devons pas nous priver des ressources que nous offre la science moderne. La circulation se trouve facilitée, la nutrition augmentée, l'activité neuro-musculaire stimulée, et il est possible de lutter efficacement contre cette atonie générale de la machine humaine que produit trop souvent avant l'âge une vieillesse prématurée, amenée par les excès ou la maladie.

§ 1er. — Angine de poitrine.

Nous arrivons à l'un des cas les plus graves et des plus fréquents de l'artério-sclérose. On en parle beaucoup de l'angine de poitrine, et vous n'êtes peut-être pas, sans vous être déjà demandé ce que c'est.

Angine de poitrine, voilà un mot qui n'annonce guère une maladie du cœur. Pourquoi angine de poitrine?

C'est que cette affection, connue depuis longtemps, avait d'abord été nommée en latin « *angor pectoris* ». Il eût été plus exact de traduire par *angoisse de poitrine*, ou du moins, en acceptant le terme « angine », faudrait-il se rappeler le sens primitif, la valeur de ce mot, qui vient d'un verbe grec signifiant *étrangler*. Si je me suis arrêté à ces détails étymologiques, c'est que, en effet, une sensation d'étreinte, d'angoisse douloureuse au niveau du cœur, est le symptôme dominant de l'affection. L'angine de poitrine, que nous allons étudier, est toujours une affection grave, mais, sous ce nom, on a d'abord confondu bien des choses. Les travaux modernes ont apporté plus de lumière, au milieu de tout ce chaos.

Actuellement, on distingue deux sortes d'angine de poitrine :

1° L'*angine vraie* ou *angina major*, celle qui entraîne le plus souvent la mort subite, et relevant d'une lésion du cœur ;

2° La *pseudo-angine* ou *fausse angine de poitrine*, *angina minor*, due à des causes diverses, le plus souvent extrinsèques au cœur.

Angine vraie. — Dans l'angine vraie, voici comment débute l'accès : Le malade, qui présente généralement les caractères de l'artério-sclérose (1), est pris, le plus souvent subitement, à la suite d'un effort, d'une marche contre le vent, d'une émotion, et quelquefois, pendant la nuit, au milieu de son sommeil, d'une douleur poignante, au niveau et en arrière du sternum, douleur qui enserre la poitrine, comme une griffe ou comme un étau. Immobile, assis sur son lit, la face anxieuse, il porte la main à sa poitrine, comme pour en arracher ce qui l'étreint. Une sensation épouvantable de mort imminente terrifie tout son être. En

(1) V. p. 74.

même temps, les extrémités se refroidissent, une sueur froide couvre son visage qui pâlit, son regard fixe exprime l'effroi et des irradiations douloureuses se font sentir, dans la région du cou et sur une plus ou moins grande étendue du bras gauche.

Peu à peu, au bout de quelques minutes, longues comme des siècles, d'un quart d'heure au plus, la douleur disparaît, tout s'apaise, et le malade, débarrassé pour un temps de son horrible étreinte, n'en conserve plus que le souvenir terrifiant et la crainte d'une nouvelle attaque.

Tel est, dans son effroyante et dramatique simplicité, l'accès d'angine de poitrine.

Parfois, une syncope mortelle est la seule manifestation de la maladie : le malade pâlit et tombe foudroyé.

Causes. — Quelle est donc la cause d'une si terrible affection? C'est ici surtout, qu'il faut faire appel aux travaux contemporains. Le cœur, vous le savez, a naturellement, comme tout autre organe, une circulation et une innervation qui lui sont propres. Les *artères coronaires*, branches de l'aorte, portent au cœur le sang, dont il a besoin ; celui-ci reçoit du *plexus cardiaque* l'excitation nerveuse nécessaire à son bon fonctionnement.

Il semble aujourd'hui définitivement établi que l'angine de poitrine vraie, celle que nous venons de décrire, est due, soit à une lésion des coronaires, à une *coronarite*, soit à une lésion des nerfs du plexus cardiaque, à une *nevrite*. Nous retrouvons ici l'influence de cet état général, dont nous avons déjà parlé bien des fois : l'*artério-sclérose*.

Angine fausse. — A côté de cette forme d'angine de poitrine, nous avons dit qu'il y avait une autre angine de poitrine, l'angine fausse ou *angina minor*.

Ici, l'accès reconnaît le plus souvent une cause provocatrice quelconque. On rencontre cette affection surtout chez les gens qui digèrent mal, atteints de dyspepsie, de dilatation d'estomac, de diarrhée ou de constipation.

Les accès de fausse angine ne surviennent jamais après l'effort, mais presque toujours au milieu de la nuit.

Même angoisse dramatique que dans l'angine vraie. Toutefois la douleur est souvent moins grande, l'accès dure moins et la mort en est rarement la conséquence.

Causes. — Ces pseudo-angines de poitrine reconnaissent pour cause une action réflexe des nerfs du cœur, dont le point de départ est variable.

Souvent symptomatique d'une névrose, hystérie ou neurasthénie, l'angine de poitrine n'est plus, en quelque sorte, qu'une localisation spéciale sur les nerfs du cœur, d'une de ces innombrables névralgies, qu'on rencontre chez ces malades. L'accès s'accompagne fréquemment alors des autres symptômes hystériques, perte de connaissance, crise de larmes, émission abondante d'urines claires, éructations, boule hystérique, etc.

Les mauvaises digestions, les dyspepsies si nombreuses que rencontre le médecin, la gastrite sont fréquemment la cause de l'angine de poitrine.

La dilatation d'estomac a une action des plus

certaines et des mieux établies. Cette affection si commune, qui se définit par elle-même, est d'une grande fréquence. Expression, le plus souvent, d'un état général de fatigue, d'épuisement et de relâchement musculaire, elle est grave, moins par elle-même que par ses conséquences.

L'estomac dilaté devient paresseux, il ne fonctionne plus qu'incomplètement. Les aliments restent, en partie non digérés, dans l'estomac, et, si vous réfléchissez à tout ce que nous mangeons, à la température intérieure de notre estomac, vous comprendrez facilement que tous ces produits, non digérés, fermentent, se putréfient en quelque sorte fermentation qui donne naissance, ainsi que l'ont prouvé les progrès de la chimie contemporaine, à toute une série de poisons dangereux pour l'organisme, les ptomaïnes, l'indol, le scatol, etc.

Tous ces poisons, que résorbent les dilatés, les intoxiquent peu à peu, et retentissent infailliblement sur le système nerveux tout entier. Chez l'un, ils produiront la neurasthénie; chez cet autre, les accès d'angine de poitrine, par l'intermédiaire des nerfs du cœur.

Cette petite explication du mode d'action de la dilatation gastrique dans l'angine de poitrine, vous permet de comprendre que d'autres poisons, d'autres genres d'intoxications peuvent avoir une action analogue sur le cœur. Le *tabac* en est la principale, puis l'*alcool*, les poisons du sang qui se produisent chez les goutteux, l'abus du café, du thé, l'oxyde de carbone, ce gaz délétère que respirent les cuisiniers, les blanchisseuses, le plomb, la morphine et bien d'autres encore.

Vraie ou fausse, l'angine de poitrine est toujours une affection grave, et les précieux avertissements, que nous donne parfois une atteinte fruste du mal, ne doivent pas être perdus.

Le traitement est complexe, il va sans dire, car il s'attaque à la fois au symptôme, à la lésion et à l'état général.

Modifier l'état général, cause première de tout le mal, telle est la principale indication ; mais lorsque le mal est fait, que la lésion existe, il ne faut pas la négliger, car il nous est possible de l'enrayer, d'en arrêter ou d'en ralentir les progrès. Lorsque l'accès se produit, toute ressource n'est pas encore perdue. Son intensité sera diminuée, sa durée sera moindre, parfois même, l'accès commencé avorte brusquement : tels sont les résultats du traitement que nous appliquons chaque jour.

§ 2. — Anévrysmes.

Tout le monde connaît les *anévrysmes*, au moins de nom. On désigne ainsi une dilatation, généralement limitée, des parois artérielles, formant autour du vaisseau, comme une poche sanguine, d'une fragilité extrême, que le moindre accident pourra rompre, en donnant lieu à une hémorragie mortelle.

Les anévrysmes peuvent siéger sur toutes les artères, en n'importe quel point du corps, mais cependant, on les rencontre surtout sur l'aorte, ou sur l'artère poplitée en arrière du genou. Ils sont encore fréquents dans le cerveau, où leur rupture est la cause habituelle de l'*hémorragie cérébrale.*

L'anévrysme est toujours dû à une lésion des parois artérielles. L'*artérite*, c'est-à-dire l'inflammation des artères, est le fait primitif; la dilatation ne vient qu'ensuite, sous l'impulsion toujours renouvelée du cours du sang.

Causes. — On peut ramener à quatre les causes des artérites, et par suite des anévrysmes :

1° La *syphilis;*
2° Le *tabagisme;*
3° Les *fièvres paludéennes;*
4° L'*artério-sclérose*, avec ses causes habituelles : l'*alcoolisme*, l'*intoxication par le plomb*, la *goutte.*

Telles sont les causes essentielles, fondamentales. Quand elles existent l'une ou l'autre, on peut y trouver ajoutées d'autres circonstances prédisposantes, qui expliquent la localisation de l'artérite et la dilatation artérielle.

Pour l'aorte, par exemple, ce sont les efforts violents, les excès de table, les excès vénériens, l'asthme, les quintes de toux; certaines professions, comme chez les couvreurs, les trompettes, pourraient avoir une influence analogue.

Symptômes. — Le début de l'affection est généralement insidieux et lent. Peu à peu apparaissent des symptômes qui trahissent l'existence d'une tumeur, soit qu'il y ait gonflement, saillie extérieure, soit qu'il y ait des symptômes de compression sur les organes voisins.

L'auscultation, l'examen du pouls fournissent au médecin de précieux renseignements. Puis la compression augmente, les nerfs sont refoulés, d'où des douleurs intenses, des névralgies, parfois de véritables paralysies, un engourdissement permanent ou passager; les veines sont comprimées, la circulation est entravée, d'où l'enflure du membre. Les os eux-mêmes sont usés par le frottement incessant de l'anévrysme; au niveau du sternum, de la clavicule, de la colonne vertébrale, on peut observer une luxation des articulations.

L'anévrysme guérit rarement. C'est une affection des plus sombres, dont le pronostic est des plus graves.

Le traitement pourtant n'est pas toujours impuissant. On peut même citer des cas de guérison. En ralentissant le cours du sang, en agissant sur l'état général, des modifications heureuses peuvent s'ensuivre, et le malade peut mener une vie tranquille, souvent même longue. Mais il importe pour cela que le diagnostic soit fait de bonne heure, et que le malade se soumette entièrement, aux soins que nécessite une aussi grave affection.

CHAPITRE XI

VARICES ET HÉMORROÏDES

Nous serions incomplets, si nous n'ajoutions à tout ce que nous avons vu, l'histoire des *varices*.

Varices. — Affection des plus fréquentes, les varices consistent en une dilatation permanente des veines.

Toutes les veines peuvent devenir variqueuses, mais pourtant, certaines veines sont frappées de préférence, et par le mot *varices*, on désigne surtout la dilatation des veines du membre inférieur, réservant le nom d'*hémorroïdes*, aux varices des veines du rectum et de l'anus, de *varicocèle*, aux varices du cordon spermatique chez l'homme. Nous ne nous occuperons pas de ces dernières.

Les varices sont rares chez l'enfant. C'est surtout chez l'adulte, chez ceux que leurs professions obligent à rester longtemps debout et immobiles, les *laquais*, les *cuisiniers*, les *typographes*, les *blanchisseuses*, qu'on les observe. Chez la femme, certaines causes locales, comme la *grossesse*, les *tumeurs abdominales*, si fréquentes, en gênant le cours libre du sang, amènent la dilatation des veines. Il en est de même de la *constipation habituelle*, qui a un rôle analogue.

Hémorroïdes. — Les *hémorroïdes* reconnaissent des causes semblables, la *station assise prolongée*, la *vie sédentaire,* certains *troubles circulatoires,* et dans ce cas les hémorroïdes sont le plus souvent symptomatiques de lésions du cœur, mitrales ou tricuspidiennes, de certaines altérations pulmonaires, comme l'asthme et l'emphysème, de maladies du foie ou de maladies des reins.

L'*hygiène* également influe beaucoup sur la production des varices ou des hémorroïdes. C'est ainsi que le défaut d'exercice, les excès vénériens, une alimentation trop riche, trop succulente, l'abus des viandes, des vins alcoolisés, des liqueurs, ont une action certaine sur le développement des varices et des hémorroïdes.

Effets. — Mais par-dessus tout, une cause domine l'histoire des varices, c'est la diathèse arthritique, la sclérose des vaisseaux, dont elles ne sont le plus souvent qu'un fait isolé, une localisation spéciale sur les veines.

Sur un membre frappé de varices, les veines ne sont pas seules malades. Le membre est tout entier atteint dans sa nutrition, les artères sont dures, frappées de sclérose, les nerfs, eux aussi, participent à cette sclérose, les muscles sont atteints de dégénérescence. Toutes ces lésions périveineuses et veineuses s'expliquent et s'entretiennent réciproquement, et nous donnent la cause de la fréquence, de la ténacité et des complications des varices.

Nous ne nous attarderons pas à décrire les varices. Tout le monde connaît ces veinosités, formant un lacis irrégulier, accidenté de renflements inégaux, ampullaires, dessinant sous la peau leurs cordons bleuâtres.

Des troubles variables accompagnent cet état : ce sont des crampes, des fourmillements, une sensation de lourdeur dans les jambes, une enflure autour des chevilles, le soir, après la fatigue de la journée.

Nous ne décrirons pas davantage les hémorroïdes, internes ou externes, cette affection si gênante et si répandue. Il nous suffit d'avoir montré que les unes et les autres relèvent de troubles généraux, auxquels il faut se hâter de porter remède, pour en éviter les fâcheuses complications.

Si, par elles-mêmes, varices et hémorroïdes ne sont, le plus souvent, qu'une infirmité gênante, elles peuvent pourtant, sous certaines conditions, avoir des suites graves, et il importe de savoir s'en préserver par des soins bien entendus, par une hygiène appropriée, et par les ressources que nous offre la nature, dans l'emploi de certaines substances, d'une action décisive sur les vaisseaux.

CHAPITRE XII

DU DIABÈTE

Nous parlerons de l'importance des examens d'urine, nous dirons combien souvent le médecin qui, de parti pris, examine l'urine de tous ses malades, découvre fortuitement l'indication fondamentale qu'il recherchait, le symptôme révélateur qui va le mettre sur la voie du mal et lui permettre d'y opposer un traitement énergique en temps opportun.

S'il est une maladie surtout, où cet examen est capital, c'est bien à coup sûr la terrible affection que tout le monde connaît sous le nom de diabète. Maladie longtemps ignorée du malade, dont elle altère profondément la santé ; le diabète ne se traduit pendant de longues années que par des signes vagues et fugitifs, presque insaisissables, jusqu'au jour où l'analyse de l'urine découvre la cause de tout un cortège d'interminables petits maux.

Le diabète a trop d'importance, nous le rencontrons trop souvent, parmi ceux qui viennent nous consulter; il est lié d'une façon tellement intime à toutes ces affections du cœur qui en sont si fréquemment l'aboutissant, les unes et les autres devenant l'expression de la profonde déchéance physique de l'individu, que nous avons dû pendant de longues années l'étudier d'une façon toute spéciale et que nous croyons utile de livrer au public les résultats d'une expérience péniblement acquise.

Qu'est-ce donc que le diabète? Etymologiquement, le mot diabète vient d'un verbe grec qui veut dire : « *Je passe au travers* ». On va voir l'origine d'une telle appellation.

Nous avons déjà dit quelle était la double fonction du foie : d'une part, il sert à la fabrication de la bile utilisée dans la digestion des aliments, mais à côté de cette première fonction très importante, il jouit de la propriété d'emmagasiner le sucre recueilli de la digestion et même, au besoin, ainsi que l'ont prouvé les mémorables recherches d'un des plus beaux génies de notre pays, l'illustre Claude Bernard ; lorsque l'alimentation ne fournit qu'une quantité insuffisante de sucre, il le fabrique lui-même de toutes pièces pour que le sang possède la quantité qui lui est nécessaire de cet élément. Mais, allez-vous dire, le sucre est-il donc si indispensable à la vie? Oui, sans doute. Emporté par le sang, qui en contient environ un millième à l'état normal, il va se fixer aux éléments anatomiques, il sert à la réparation des tissus, à l'entretien des combustions organiques; c'est à la fois, une source de force et de chaleur.

Toutefois, il convient que le sucre ne dépasse pas certaines limites; lorsque le sang en contient de trop grandes quantités, il se décompose et nous avons sous les yeux le tableau symptomatique du diabète.

Normalement, le foie règle cette distribution du

sucre. Le sang, qui est chargé des produits de la digestion, contient lorsqu'il arrive au foie, une quantité considérable de sucre jusqu'à 17 0/00. La mort surviendrait à moins. Heureusement, le foie est là qui veille et il ne laisse s'échapper par la veine sus-hépatique qu'un sang purifié n'ayant que juste la proportion voulue de sucre.

Comment maintenant l'état normal peut-il être troublé, pourquoi voyons-nous apparaître le sucre en excès dans le sang et par suite dans l'urine? Tel est le problème à résoudre pour connaître les causes du diabète.

Ces causes sont nombreuses. Autrefois, à la suite des recherches de Claude Bernard, on accusa le foie seul; mais des recherches ultérieures vinrent montrer que certaines lésions nerveuses pouvaient déterminer l'apparition d'un excès de sucre dans le sang, altérer la fonction normale du foie. Claude Bernard prouva que, en piquant en un certain point le quatrième plancher du ventricule du cerveau, avec une simple épingle, chez un animal, on déterminait l'apparition immédiate du sucre dans les urines.

Aujourdhui, les théories qui expliquent le diabète sont nombreuses. Faut-il dire qu'elles sont toutes insuffisantes? Toutefois, à l'heure actuelle, il est un fait qui s'affirme de plus en plus dans l'histoire du diabète, c'est son étroite parenté avec les maladies du cœur, du foie, des reins; en un mot, on tient de plus en plus à le ranger dans cette nombreuse et importante famille morbide qu'on appelle l'arthritisme et qui comprend toutes ces maladies décrites par le professeur Bouchard, comme dues à un trouble, à un ralentissement de la nutrition.

Il nous serait difficile d'entrer dans de plus longs détails, car nous risquerions de n'être pas toujours clair pour nos lecteurs et l'étude des symptômes de cette maladie sera pour eux, un plus utile enseignement.

Rien n'est varié comme la série des troubles apparaissant au cours du diabète. Tous les appareils de la vie sont frappés, mais le symptôme révélateur qui, le premier attire l'attention est bien variable, parfois insignifiant en apparence. Ici, ce sont de simples démangeaisons aux parties génitales qui feront penser à la glycosurie; là, un affaiblissement de la vue, une poussée inattendue et persistante de furoncles, une inflammations des gencives, des dents, parfois une faim dévorante que rien n'apaise, appelleront l'attention du médecin intelligent sur les urines.

Tel diabétique se révèle par la fréquence des besoins d'uriner ou l'abondance des urines, tel autre qui digère mal depuis longtemps n'était qu'un diabétique, tandis que chez celui-là, c'est la faiblesse, l'amaigrissement, la perte de sommeil, parfois une paralysie, une pneumonie ou accident plus grave et malheureusement trop fréquent, l'apparition d'une gangrène, qui font le diagnostic.

Quoiqu'il en soit, des symptômes et des signes qui révèlent le diabète, c'est une affection grave, dont le retentissement sur l'organisme est terrible. Tout participe à la profonde déchéance de l'individu, la vue se perd, les mots se troublent, les accidents nerveux et cutanés apparaissent qui vont emporter le malade. La tuberculose pulmonaire est une complication fréquente chez les diabétiques, et elle a chez eux une marche rapide.

Il importe donc de porter de bonne heure remède à une telle affection.

Le mal peut être enrayé lorsqu'il est soigné intelligemment et à temps. Si les malades ne négligeaient pas si souvent de recourir au médecin pour tous ces petits malaises, bénins en apparence, l'affection céderait le plus souvent.

La médication est complexe : sans parler du régime sévère auquel doit s'astreindre le diabétique, il est certaines substances que nous avons longtemps expérimentées et étudiés, desquelles de grands secours et souvent la guérison peuvent être attendus. Les résultats obtenus nous ont fait oublier les peines passées et c'est de confiance que nous engageons, tous nos lecteurs, à profiter ou à faire profiter du bien que nous avons acquis.

CHAPITRE XIII

DE L'UTILITÉ DES ANALYSES DE L'URINE

L'urine est un liquide secrété par le rein et renfermant sur 1000 parties :

Eau............................	960
Eléments organiques (urée, acide urique, acide hippurique, toxines, etc.)	de 25 à 28
Eléments minéraux (phosphates de soude, de potasse, de chaux et de magnésie, chlorures de sodium et de potassium, sulfates de chaux et de magnésie, etc.).....................	de 12 à 15

La quantité d'urine émise par 24 heures est chez l'homme de 1200 à 1400 gr. et chez la femme de 1000 à 1200 gr.

Le régime carné augmente la quantité des éléments organiques tandis qu'un régime végétarien augmente celle des éléments minéraux. Chez l'homme malade la composition des urines peut varier dans des proportions parfois notables et aux éléments normaux que nous venons de citer peuvent s'ajouter des éléments anormaux tels que : sucre, albumine, bile, pus, sang, urobiline etc.

L'examen de l'urine a donc une valeur considérable, alors même que le résultat serait négatif, c'est-à-dire que la composition de ce liquide serait normale, ce qui prouverait déjà que le rein n'est pas altéré dans sa fonction.

Le médecin consciencieux ne peut se passer de l'examen des urines : le diagnostic, le pronostic, le traitement, l'avenir du malade lui sont indiqués par l'état de la sécrétion urinaire dont l'analyse devra porter non seulement sur la présence mais encore sur le dosage de chacun des éléments normaux ou anormaux.

Le lecteur comprendra mieux l'importance de ces analyses quand il saura que :

1° *L'urée* augmente dans le diabète, la cirrhose hypertrophique alcoolique et diminue dans la cirrhose biliaire, la cirrhose cardiaque, les maladies du rein, la neurasthénie, les dyspepsies etc. ;

2° *L'acide urique* se rencontre en quantité plus grande chez les arthritiques, (goutteux, calculeux, rhumatisants, neurasthéniques, dyspeptiques) ;

3° *Les chlorures* sont excrétés en quantité moindre dans la néphrite, les affections du cœur, l'hydropisie et en quantité plus forte dans le diabète et la neurasthénie ;

4° *L'oxalate de chaux* se rencontre surtout chez certains arthritiques ;

5° *Les toxines* existent toujours surtout chez les individus soumis à un régime carné intensif, par viandes rouges, gibiers ou poissons de mer, chez les sujets atteints d'affections aiguës telles que variole, scarlatine, fièvre typhoïde etc. C'est alors qu'il faut bien surveiller le rein, car si la perméabilité de cet organe n'est pas parfaite et ne laisse pas passer toutes les toxines la présence de celles-ci dans le sang, empoisonne le malade qui meurt ou peut mourir *d'urémie*.

On voit donc combien sont merveilleux les résultats de toute cette pratique et comme le médecin se trouve bien d'avoir acquis tous ces renseignements ; il sait d'une façon quasi mathématique de quelle manière il doit opérer, sur quel terrain, en face de quel malade il se trouve, et mieux qu'avec les renseignements si souvent erronés qu'il obtient de l'interrogatoire.

ATTESTATIONS

Absolument et rigoureusement authentiques

DE QUELQUES-UNES

DES GUÉRISONS

Obtenues par nos médications.

Maladies du cœur avec hydropisie considérable. — Malade à l'agonie. — Guérison sans ponction.

Paris, le 23 mai 1899.

Cher Docteur,

J'appris par hasard en 1892, que vous traitiez spécialement les maladies du cœur.

L'état dans lequel je me trouvais était celui d'un mourant. J'étais enflé d'une façon horrible, je ne pouvais plus mettre de pantalon ni même de chaussures. Le docteur qui me soignait depuis six mois venait de quitter la maison, en répondant à ma femme qui lui demandait un remède pour apaiser mes souffrances car j'étouffais littéralement : « C'est inutile, madame, notre malade entre dans l'agonie ». C'est alors que l'on courut chez vous. Bien nous en prit puisque vous alliez me sauver. Trois médicaments furent prescrits. Le premier me procura un soulagement considérable. Le second qui fut administré le lendemain tint du prodige. Je rendis le premier jour deux pleins vases d'urine alors que précédemment je n'urinais que rarement et goutte à goutte mon ventre, mes jambes et mes reins se dégonflèrent rapidement. Le troisième médicament portant cette fois sur le cœur produisit sur cet organe l'effet d'un baume en en ralentissant les battements ce qui me permit pendant cette première journée de trouver quelques heures de sommeil dont j'étais privé depuis trois mois.

Cette fois j'étais sauvé!

Je dois affirmer ici, que, non seulement je vous dois la vie mais aussi le relèvement de mes affaires et l'honneur de mon nom.

Votre très reconnaissant,

HAVAUX, négociant,
88, rue de Charenton, Paris, XIIe.

Maladie du cœur. — Cirrhose du foie.

Monsieur Choron Florentin, brossier à Béthisy Saint-Pierre (Oise), venait à notre consultation le 15 juin 1903. Il était atteint d'oppression violente d'œdème, de palpitations. La digestion était laborieuse, les urines rares et foncées. Son affection datait déjà de loin et se représentait régulièrement tous les 2 ou 3 mois.

Après avoir suivi nos conseils et notre traitement, il nous écrivait le 20 septembre 1903, c'est-à-dire trois mois après :

Monsieur le Docteur,

Je vous écris pour vous donner de mes nouvelles. Ça va très bien. Tous les symptômes que vous avez pu constater lorsque je suis allé vous voir ont disparu. Mes urines sont abondantes et de couleur jaune citron.

En un mot je me porte aussi bien que possible.

Avec mille remerciements, recevez, etc.

Signé : CHORON.

Cirrhose du foie avec hydropisie considérable.

Le 18 novembre 1903.

Monsieur le Docteur Noblet,

Au mois de janvier 1900 j'étais si gravement malade que pendant 20 jours le bruit de ma mort avait couru dans le pays.

Atteint d'une maladie du foie avec hydropisie j'étais enflé jusqu'à la poitrine, accablé par une oppression considérable, sans sommeil depuis cinq mois, je crachais le sang et n'urinais presque pas.

Un mois après avoir commencé à suivre vos bons conseils j'étais presque guéri; l'oppression et l'hydropisie, le sang des crachats avaient complètement disparu, le sommeil était revenu, j'urinais abondamment et pouvais m'occuper de mes affaires.

Aujourd'hui je suis complètement rétabli et c'est à vous seul mon cher Docteur que je dois ma guérison, tous les traitements antérieurs au vôtre ne m'ayant procuré aucun soulagement.

Vous m'avez sauvé la vie et rendu à ma femme et à mon fils; je ne vous en serai jamais assez reconnaissant,

GENTILS,
Marchand de bestiaux,
à Villiers (Loir et Cher).

Cirrhose du foie. — Hydropisie. — Albuminurie.

Le 3 février 1904.

Monsieur le Docteur Noblet,

Lorsque je commençai votre traitement par correspondance le 10 octobre 1901, j'avais le foie gros, les jambes enflées, de l'ascite, de l'albumine dans l'urine qui était rare et d'une couleur foncée; il m'était alors impossible de sortir de ma chambre.

Trois semaines plus tard, j'étais beaucoup mieux et pouvais

aller vous voir à Paris, vous faire constater la grande amélioration survenue dans mon état par votre médication.

Aujourd'hui, complètement guéri, depuis longtemps déjà, je viens vous remercier des bons soins que vous avez eus pour moi et vous affirmer ma reconnaissance pour m'avoir sauvé la vie et rendu à ma famille.

BARON, Philibert Casimir,
boulanger,
à Feucherolles (Seine-et-Oise).

Maladie du cœur. — Hydropisie.

Le 8 juin 1903.

Monsieur le Docteur Noblet,

Je suis heureux de venir vous offrir le temoignage de ma vive gratitude pour avoir rendu, en moins d'un mois et aussi complètement à ma femme la santé qu'elle avait perdue. Votre remède, je le proclame bien haut, est une merveille et tous ceux qui, comme mon épouse, souffrent de maladie du cœur compliquée d'hydropisie trouveront en vos médicaments le remède infaillible. L'enflure des jambes qui semblait vouloir persister après que celle du ventre avait soudainement disparu, a fini par s'évanouir elle-même et tout autre traitement est devenu inutile.

Je ne puis que vous renouveler l'expression de ma plus vive reconnaissance à laquelle se joint celle de ma femme que vous avez sauvée d'une mort certaine.

Ch. REY,
25, rue El-Karamed (Tunis.)

Maladie du cœur.

Le 23 septembre 1903.

Monsieur le Docteur Noblet,

Je vous envoie mes sentiments de reconnaissance à ajouter à la liste déjà longue de tous ceux qui ont eu recours à votre traitement.

Au mois de mai 1901, étant abandonné et même condamné lors d'une deuxième crise de maladie du cœur avec oppression considérable, enflure des jambes, palpitations et maladie du foie, j'eus alors recours à votre traitement et 24 heures après un réel bien être se faisait déjà sentir, et grâce à la continuation de vos conseils, aujourd'hui j'ai la satisfaction de vous dire que je suis complètement rétabli. Aussi suis-je heureux de mettre cette attestation à votre disposition.

MATIERRE Henry,
cultivateur au Neubourg (Eure).

Vu pour légalisation de la signature de H. Matierre apposée ci-dessus.

Le maire du Neubourg,
Signé : FERRAND.

Oppression et œdème des jambes. — Guerie depuis 7 ans.

Le 9 avril 1898.

Je suis heureux de vous dire que ma santé est tout a fait bonne; mes forces sont revenues, ainsi que l'appétit; l'oppression et l'enflure des jambes ont disparu. Toutes les personnes qui m'ont vue si malade sont surprises de me voir en aussi bonne santé.

Le 4 mars 1904.

Je vais très bien depuis 7 ans que j'ai suivi votre traitement, j'ai toujours bon appétit et suis aussi leste qu'une femme de 30 ans, malgré mes 61 ans et mes 15 grossesses, et c'est à votre traitement, mon cher Docteur que je dois d'être aussi bien.

Madame MASSON,
27, rue Fauvelle,
à Margny-les-Compiègne (Oise).

Maladie du cœur. — Oppression considérable. — Pas de sommeil.

Le 7 janvier 1904.

Monsieur le Docteur Noblet.

Atteint depuis plusieurs années d'une affection du cœur avec oppression considérable qui m'obligeait à passer les nuits sans sommeil et assis sur une chaise, je me décidai à suivre votre traitement à la fin d'avril 1903 et le continuai le temps nécessaire. J'en suis d'autant plus heureux qu'aujourd'hui je suis entièrement guéri de cette terrible maladie dont je ne croyais jamais sortir.

Combet, Joseph, Père,
29, rue Saint-Gervais à Lyon (Rhône.)

Hydropisie considérable. — Dyspnée. — Palpitations. — Guérison par correspondance.

A l'âge de 62 ans, je fus pris le 21 avril 1897 d'une hydropisie généralisée avec oppression considérable, palpitations intenses et suffocation si violente que je fus obligé de me lever pour ne pas mourir étouffé ?

Mon médecin appelé en toute hâte me conseilla de quitter immédiatement mon emploi. L'enflure prenant des proportions effrayantes je m'adressai alors au Dr Noblet qui m'envoya son traitement.

Après quelques jours l'oppression, les palpitations, l'hydropisie avaient disparu et j'étais sauvé. Ce qui fit l'étonnement de tout le monde et surtout celui de mon médecin qui ne put s'empêcher de dire : « Voilà un malade qui fait plaisir à voir ».

Aujourd'hui je suis complètement guéri et aussi alerte qu'à vingt ans.

Je vous engage à publier ma lettre.

Pierre Marie Elaud,
suisse de la paroisse Saint-Paul,
quai de Pierre-Scize, 71, à Lyon.

21 septembre 1900.

Palpitations. — Vertiges.

Méautis, le 30 juillet 1903.

Monsieur le Docteur,

Je vous donne avec plaisir de mes nouvelles. Je me porte à merveille, je travaille comme je le faisais avant ma maladie. L'appétit est excellent, le sommeil très bon. Je repose comme un jeune homme.

Rarement quelques battements du cœur mais sans suite. Le cahot de la voiture ne me dérange plus, enfin comme je vous l'ai dit tout le monde est surpris de me voir un visage aussi frais et de me voir travailler avec autant de facilité. Comme on dit chez nous : « Il a eu à faire à un bon médecin ».

Croyez je vous prie à ma très sincère reconnaissance.

Nicolle, Jean,
cultivateur,
à Méautis par Carentan (Manche).

Ivry, le 25 juin 1904.

Monsieur le Docteur,

Lorsque je suis allé vous voir le 19 mars 1902, j'étais atteinte, après avoir eu l'influenza, de palpitations de dyspnée, mon état général laissait beaucoup à désirer.

Je vous remercie des soins que vous m'avez prodigués. Mon cœur n'a plus que très rarement des palpitations, et mon état général s'est bien amélioré. Je le dois certainement à votre excellent traitement et à vos bons conseils.

Je vous autorise à publier ma lettre et vous suis infiniment reconnaissante.

Madame Léonie Duwez,
69, quai d'Ivry,
à Ivry-Port (Seine).

Maladie du cœur. — Oppression.

Monsieur Tourneur, chaudronnier, rue du Clos, à Haumont (Nord), nous consultait par correspondance le 18 avril 1903 et nous écrivait le 21 juin 1903, la lettre ci-après :

Monsieur le Docteur,

Me sentant capable de reprendre mon travail je recommençai le 3 juin. Si j'ai tardé à vous donner de mes nouvelles, c'était pour constater les merveilleux effets de votre traitement, car à partir du second jour que je le suivis un mieux sensible se fit sentir et aujourd'hui je suis complètement rétabli et travaille tous les jours sans ressentir des précédents.

Veuillez donc ajouter ma guérison aux nombreuses attestations dues à votre excellent traitement et soyez convaincu que si un jour j'avais encore besoin de vos soins, je n'hésiterais pas à le faire.

De même je ferai connaître aux personnes qui se trouvent dans le même cas que moi « votre belle découverte ».

Signé : François Tourneur.

Mademoiselle Eugénie Lhenry, chez Monsieur Antoine Lhenry, nouvelle cité, n° 180, à Montchanin-les-Mines (Saône-et-Loire), 16 ans, a eu l'influenza au mois de janvier 1890 ; cinq mois après le ventre devenait très gros, la respiration très gênée, le sommeil agité, la quantité d'urine presque insignifiante. Vers la fin de l'année, à la suite d'un traitement, une légère amélioration se fit sentir, mais peu de temps après l'enflure fit de nouveaux progrès, le ventre devint de plus en plus gros, et les reins mêmes furent enflés.

Le 1er février 91, elle commence notre traitement et depuis cette époque, elle nous a adressé les lettres ci-après :

Le 3 janvier 1892.

Je ne pourrai jamais vous exprimer toute ma reconnaissance. Quel heureux jour que celui où j'ai employé votre méthode !

Je souffrais depuis une dizaine de mois de cette terrible maladie appelée l'hydropisie ; le ventre était tellement devenu gros qu'il m'était impossible de rester assise ; je passais mes nuits sans sommeil, je respirais difficilement, lorsqu'un jour j'entendis parler des succès de votre traitement, je vous écrivis, et le 6 février 1891 je commençai à le suivre. Au bout de trente jours un mieux très sensible était déjà survenu ; maintenant je suis rétablie, je sens mes forces revenir, la respiration est libre et régulière et je commence à travailler.

Je le proclame hautement, sans vous, il y a longtemps que je serais morte. Tous les traitements que j'avais suivis auparavant, ne me procuraient aucun soulagement.

Aussi, je n'hésite pas à déclarer de la manière la plus formelle, que votre traitement à seul contribué à me rendre la santé.

Tout le monde est étonné de me voir ainsi. Merci mille fois, car c'est à vous que je dois la vie.

J'engagerai toutes les personnes atteintes de cette maladie à vous consulter.

Je vous autorise à publier cette lettre dans votre brochure.

Croyez à l'assurance de mon entière gratitude et de mes remerciements les plus sincères.

Signé : Eugénie Lhenry.

Mademoiselle Eugénie Lhenry nous écrivait à la date du 5 avril 1899, c'est-à-dire plus de 8 années après nous avoir consulté, la lettre suivante :

Veuillez m'excuser de ne pas vous avoir répondu plus tôt.

Je dois vous dire que depuis ma terrible maladie je ne me suis jamais si bien portée.

Je dois vous dire aussi que maintenant je suis mariée et jouis d'une santé parfaite.

Je vous remercie infiniment, car c'est à vous que je dois d'être encore sur la terre.

Madame Gras Eugénie, née Eugénie Lhenry,
Maison Gras, Rue Centrale,
à Montchanin-les-Mines (Saône-et-Loire).

Le 21 janvier 1901, Madame Gras nous adressait cette dernière lettre :

Monsieur le Docteur,

Il y a longtemps que je ne vous ai donné de mes nouvelles, mais, comme vous le pensez, je suis toujours en bonne santé. Je me porte à merveille.

Je dois dire à votre louange que c'est bien vous qui m'avez guérie.

Recevez, etc., etc.

Madame GRAS, née Eugénie LHENRY.

M. Hougardy, 25 ans, à Daussoulx-lez-Namur (Vedrin) (Belgique), fait remonter les premiers symptômes de son affection à environ huit années.

Les palpitations, d'abord peu fréquentes, devinrent avec le temps de plus en plus violentes et se produisent actuellement à la suite d'un effort quelconque, d'une peur, d'une émotion, d'un mouvement un peu brusque, d'une joie, etc.; une douleur très aiguë se fait sentir dans la poitrine; on dirait, écrit le malade, qu'une pierre a été introduite à cet endroit, tellement le gonflement est dur.

Le visage, d'abord pâle au lever, s'assombrit, marque une expression de souffrance et souvent prend, ainsi que les mains, une teinte violacée.

Il se soumet à notre médication le 15 août 1891 et nous donne de ses nouvelles l'année suivante :

Le 22 avril 1892.

C'est avec joie que je viens enfin vous annoncer le bon résultat que vos médicaments ont produit chez moi ; il y a de cela huit mois, mais je continue toujours à en ressentir les effets.

Votre traitement a produit un effet merveilleux, les émotions foudroyantes n'ont plus reparu, l'espoir et la gaieté qui sont la base et les principes d'une bonne santé sont revenus. En un mot c'est une vie nouvelle qui commence.

Le 17 octobre 1895.

Votre traitement a donné de si excellents résultats que j'ai déjà oublié avoir été malade; vous devez bien penser que s'il n'en était pas ainsi, vous seriez un des premiers à le savoir, car je ne resterais pas aussi longtemps sans vous écrire.

Toujours très reconnaissant.

Signé : Émile Hougardy.

Emphysème pulmonaire datant de 10 ans. — Guérison obtenue en 3 mois.

Madame Garnier, 35 ans, 60, rue Saint-Charles, à Paris, qui a bien voulu suivre notre médication, nous a fait parvenir les lettres ci-dessous :

Le 7 septembre 1892.

Au moment où j'allai vous voir, le 14 octobre 1891, je ne pouvais marcher et mon mari dut me porter chez vous.

Depuis dix ans, j'avais des crises d'oppression et des quintes de toux de huit et quinze jours de durée, qui se répétaient très fréquemment et m'empêchaient tout travail et toute occupation, si peu fatigante qu'elle soit; je passais mes nuits dans un fauteuil.

Tous les médecins que j'avais consultés s'accordaient à dire que j'étais asthmatique et qu'il n'y avait rien à faire.

D'après l'avis d'un médecin, je quittai Montceau-les-Mines le 26 décembre 1886, croyant de trouver un soulagement au changement d'air, tout fut inutile.

Aujourd'hui, grâce à votre traitement, oppression, étouffement, quintes de toux ont disparus, je peux vaquer à mes occupations de ménage et respirer librement; depuis onze mois, je n'ai pas eu une seule crise d'oppression et mes nuits sont tranquilles et le sommeil parfait.

Je vous autorise à publier cette lettre qui est l'exacte vérité de ce qui s'est passé.

Daignez agréer, l'expression sincère de ma vive reconnaissance.

Le 30 mars 1894.

Je suis arrivée de voyage hier, et je m'empresse de vous écrire pour vous donner de mes nouvelles; je vais très bien maintenant.

Depuis deux ans et demi que j'ai suivi votre traitement, je n'ai pas eu une seule crise d'oppression, je suis d'autant plus heureuse de ce résultat que tous les traitements que j'avais suivis pendant douze ans, ne m'avaient procuré aucun soulagement.

Je vous suis très reconnaissante pour tous vos bons soins et vous prie d'agréer mes sincères remerciements.

Signé : Marie Garnier.
50, Rue Saint-Charles, à Paris.

Madame Loser, 40 ans, 141, rue de l'Université (Paris), ressentait depuis très longtemps de l'oppression, surtout la nuit, les digestions étaient très laborieuses et le sommeil faisait défaut.

Le 4 janvier 1892, elle commençait notre traitement.

Le 18 du même mois, elle se trouvait mieux et il n'existait plus qu'un peu d'oppression.

Depuis elle nous a adressé, successivement, les lettres suivantes :

Le 9 septembre 1892.

J'ai l'honneur de vous informer que j'ai continué quelque temps après ma dernière visite de suivre votre traitement; je m'en suis fort bien trouvée, la meilleure preuve c'est que je suis complètement guérie de l'oppression qui me tenait depuis si longtemps.

Si plus tard je ressentais encore quelque malaise vous pouvez être certain que c'est à vous què je m'adresserais.

Je vous prie d'agréer le témoignage de ma plus parfaite reconnaissance.

Le 17 février 1893.

J'ai l'honneur de vous informer que ma santé continue à se

maintenir on ne peut mieux, cela grâce au traitement que j'ai suivi d'après vous.

Je vous prie de croire à ma plus parfaite considération.

Le 15 mars 1894.

En réponse à votre très honorée du 13 de ce mois, j'ai l'honneur de vous répéter que votre traitement m'a complètement guérie, et, si jamais il me survenait quelque maladie, je déclare franchement que c'est à vous que je m'adresserais.

Je vous prie de recevoir le témoignage de toute ma reconnaissance.

Le 11 octobre 1895.

Ma santé est toujours très satisfaisante et je travaille toujours du matin au soir, avec courage.

Signé : Marie Loser.

Monsieur Aimé Dupuy, 47 ans, aux Peyrouses-de-Roissard, par Monestier-de-Clermont (Isère), à qui nous avons donné nos soins, nous a adressé les lettres suivantes :

Le 30 mai 1893.

Excusez-moi, si je suis resté deux mois sans vous faire parvenir de mes nouvelles, c'est que je voulais vous annoncer ma guérison.

J'ai reçu vos remèdes le 15 février, et, le lendemain 16, j'ai commencé le traitement et le régime alimentaire que vous m'aviez prescrits ; aussitôt, j'ai senti le bien-être revenir, et quinze jours après l'enflure avait complétement disparu de tout le corps.

Grâce à vous, je suis guéri, il ne me manque plus que ma force naturelle que je sens revenir tous les jours. Maintenant, je puis me promener et j'éprouve un bien grand plaisir d'aller dans les champs voir les travailleurs que ma guérison étonne, car beaucoup de personnes avaient cru que jamais je n'arriverais à

7

recouvrer la santé, je puis marcher assez vite et longtemps sans me fatiguer.

Que je suis heureux d'être débarrassé de cette terrible maladie ; enflé par tout le corps, ne pouvant me tenir, ni debout, ni assis, je fus obligé de garder le lit pendant cinq mois et d'avoir recours à des aides pour me lever, et aussi quelles souffrances! J'avais des palpitations, je toussais beaucoup; deux plaies, une au côté droit, l'autre à la jambe gauche, desquelles il est sorti environ deux cents litres d'eau; j'étais toujours mouillé dans le lit; durant deux mois, j'ai éprouvé des douleurs atroces dans la jambe droite, j'avais aussi des maux de tête qui me prenaient tous les huit jours et me faisaient souffrir cruellement pendant deux jours, la respiration me manquait et je dormais très mal ; tout cela a disparu. Aussi, aujourd'hui suis-je joyeux.

Je ne pourrai jamais assez faire des louanges de vous, qui m'avez sauvé la vie, et j'engage vivement les personnes atteintes d'hydropisie ou de maladies du cœur à s'adresser directement à vous si elles veulent obtenir une prompte guérison.

Faites insérer cette lettre dans une édition de vos brochures et veuillez ensuite m'en envoyer un exemplaire que mes parents et moi seront contents de posséder pour graver plus fort votre souvenir dans nos cœurs.

Agréez, avec mes remerciements, l'expression de ma plus vive reconnaissance.

Le 23 octobre 1895.

Si depuis longtemps je ne vous ai pas donné de mes nouvelles, c'est, qu'après avoir fait les travaux des champs: pioché, fauché, moissonné, etc., je voulais voir si je pouvais résister. L'année dernière, j'avais fait mon travail sans trop de fatigue et cette année, je suis aussi fort que si je n'avais jamais été malade.

Je suis heureux d'être maintenant en bonne santé, aussi je vous remercie infiniment et je vous prie de croire que je vous serai éternellement reconnaissant.

Le 26 mars 1890,

Monsieur le Docteur,

Je ne sais en quels termes assez chaleureux vous exprimer toute ma reconnaissance.

Je me porte toujours à merveille. Le travail le plus dur n'est qu'un jouet pour moi.

Je n'ai plus ressenti aucun des symptômes de cette terrible maladie. Plus d'oppression, plus de palpitations, plus rien en un mot. Vous avez opéré en moi une merveilleuse guérison, Les incrédules pourront s'adresser à moi.

Croyez, cher Docteur, etc.

Le 12 décembre 1900.

Monsieur le Docteur,

Je ne saurais comment vous exprimer tout le plaisir que m'a causé l'annonce de votre arrivée à Lyon. Je regrette de ne pouvoir y aller pour vous porter de vive voix tous les remerciments que je vous dois et me montrer à vous plein de santé et de force, car depuis ma dernière attestation publiée dans votre brochure, je puis vous dire que je suis dans un état d'excellente santé.

Maintenant je ne puis que terminer en vous remerciant de tout mon cœur de l'intérêt et du soin que vous prenez pour moi.

Aimé Dupuy.

Monsieur Quesme, 28 ans, 38, rue Bellême, à Mortagne (Orne), a été atteint antérieurement de la fièvre typhoïde et de l'influenza qui lui ont laissé une prédisposition, à gagner des bronchites, de l'oppression et de mauvaises digestions.

Dans la première quinzaine du mois d'avril, à la suite de fatigues, suppose le malade, les nuits devinrent sans sommeil. l'œdème qui occupait d'abord les pieds, envahit en moins de vingt-quatre heures, les jambes, les cuisses, le ventre et les paupières. L'albumine existait en quantité considérable dans l'urine.

Après avoir suivi, sans succès, différents traitements, il

commence notre médication le 10 juin 1893, et depuis cette époque nous a adressé les lettres suivantes :

Le 13 juillet 1893.

Je viens aujourd'hui vous annoncer qu'il ne me reste plus aucune trace de ma maladie ; après huit jours de traitement, je me suis déjà aperçu que l'amélioration était très sensible et après, trois semaines, j'étais complètement guéri et l'albumine avait disparu de l'urine.

En présence des mauvais résultats obtenus par les traitements qui m'étaient prescrits par les médecins que j'avais consultés, je croyais ma maladie incurable, cependant il n'en était rien, car, grâce à votre excellent traitement et à vos bons conseils, vous m'avez sauvé la vie.

Merci ! merci ! pour les bons soins que vous m'avez prodigués et croyez que je serai toujours votre bien reconnaissant.

Le 26 mars 1894.

Je suis très heureux de vous apprendre que le rétablissement de ma santé, œuvre de vos bons conseils, ne s'est pas démenti depuis le 13 juillet dernier, date à laquelle, je vous adressai mes remerciements que je me fais un plaisir de vous renouveler aujourd'hui.

Veuillez donc être assuré du profond respect de votre bien reconnaissant.

Le 11 octobre 1895.

Je suis très heureux de reconnaître une fois de plus l'efficacité des bons soins que vous m'avez prodigués.

Il me semble que jamais je ne me suis aussi bien porté, comme depuis la guérison de ma maladie.

Vos conseils m'ont sauvé la vie.

Toujours très reconnaissant.

Signé : Quesme.

Maladie du cœur avec hydropisie. — Guérison rapide et par correspondance.

Madame Lhopital, 26 ans, à Vaugneray (Rhône), ressentait des palpitations depuis quelques années, l'enflure avait fait son apparition depuis deux ans, et malgré six ponctions qui avaient fait évacuer soixante litres d'eau environ, elle grossissait de plus en plus et devenait énorme.

Le 21 mars 1893. Elle se soumet à notre traitement.

Le 9 avril. L'enflure du ventre à un peu diminué, elle urine un peu plus abondamment, mais elle est encore bien grosse.

Le 28 avril. L'enflure a presque disparu, il en reste encore au bas-ventre.

Le 18 mai. Les urines sont abondantes, l'enflure diminue toujours, l'appétit est revenu ainsi que le sommeil.

Les lettres suivantes font connaître le résultat de notre traitement :

7 septembre 1893.

Depuis que je me suis soumis à votre traitement, je me trouve très bien, les urines sont abondantes, l'appétit est bon, ainsi que le sommeil, je peux vaquer à mes occupations et marcher sans fatigue.

Mon mari et ma famille se joignent à moi pour vous remercier de l'heureux résultat que vos remèdes ont opéré, car, le jour où je me suis adressé à vous, j'avais perdu tout espoir ; souffrant déjà depuis deux ans de cette terrible maladie, sans avoir pu trouver de soulagement et ayant déjà subi six ponctions.

Grâce à vos soins, je suis guérie et on ne peut plus heureuse de vous témoigner aujourd'hui ma reconnaissance.

Votre toute dévouée.

Le 13 octobre 1895.

Ma santé ne laisse rien à désirer, je travaille comme à vingt ans et je repose de même, je ne ressens jamais aucun malaise.
Grâce à vos soins, je ne puis être plus heureuse.
Votre toute dévouée :

Signé : Femme Lhopital.

Maladie du cœur, palpitations, oppression, hydropisie des jambes. — Malade guérie en 4 mois et aujourd'hui mère de famille.

Mademoiselle Hornbacher, 18 ans, 31, rue Caulaincourt, à Paris, était atteinte d'oppression, d'œdème des jambes et de palpitations, elle était de plus très amaigrie.

Elle commence notre traitement le 28 février 1894 et le termine au mois de juin suivant.

Depuis cette époque, nous avons reçu les lettres suivantes :

Le 10 octobre 1894.

C'est une véritable joie pour moi de pouvoir vous dire que je suis en bonne santé maintenant, et que je me crois même complétement guérie.

A tout instant lorsque je compare mon état de santé actuel à celui dans lequel je me trouvais il y a quelques mois, ma pensée retourne vers vous avec gratitude.

Chaque jour, des personnes de connaissance étonnées d'un rétablissement si prompt, m'en complimentent, et c'est un plaisir pour moi de leur dire que c'est à vous que je le dois. Aussi, bien que depuis longtemps, je ne sois allée chez vous, il était de mon intention de remercier moi-même mon bienfaiteur, afin de pouvoir lui exprimer de vive voix toute la reconnaissance que je ressens.

Veuillez agréer, mes respectueuses salutations, et bientôt j'irai vous montrer mes belles couleurs.

Le 30 novembre 1891.

Je suis toujours aussi bien portante, je travaille sans me sentir un instant fatiguée; j'ai bon appétit et j'ai soin chaque jour de faire une petite promenade après mon déjeuner; je suppose cela très hygiénique.

Il faut que je vous fasse une petite confession; vous savez à mon âge, on aime bien à danser, et, il y a quelques jours, me trouvant dans une soirée, j'ai pu, sans fatigue, pendant quelques heures m'offrir cette distraction.

Signé : Léontine HORNBACHER.

Le 11 septembre 1902.

Monsieur le Docteur,

J'ai le plaisir de vous faire savoir que je suis en excellente santé. Je suis mariée depuis deux ans et mère depuis quatre mois d'un gros bébé que je nourris. Il fait honneur à sa nourrice et est la preuve vivante de la bonne santé de sa petite mère.

Avec mes remerciements, croyez, etc., etc.

L. PERRONNET,
née L. HORNBACHER.
15, rue Victor Massé, IXe, Paris.

Gelvécourt (Vosges), 8 Octobre 1893.

C'est avec le plus grand plaisir que je m'empresse de vous renseigner sur l'état actuel de ma santé.

Je reste convaincu que j'ai été bien inspiré en recourant à votre science pour combattre ma maladie de cœur. J'ai terminé votre traitement le 20 août dernier; depuis cette époque, je ne ressens plus aucune oppression, aucune palpitation, aucun malaise.

J'ai fait en septembre d'assez longs trajets avec la plus grande facilité, je travaillle et me livre à mes occupations habituelles sans en être géné; en un mot je suis complètement guéri.

Je me suis imposé une sobriété rigoureuse, j'espère ainsi

maintenir la guérison que je vous dois et pour laquelle je vous garde une grande reconnaissance.

Signé : A. HEURET, instituteur,
à Gelvécourt et Adompt,
par Dompaire-la-Vieville (Vosges).

Madame Julie Poty, 38 ans, a eu la fièvre typhoïde, il y a quinze ans, et depuis dix-huit mois elle était atteinte d'hydropisie qui avait débuté par le ventre et par les paupières; en même temps se manifestaient des vomissements, des accès de suffocation, de l'oppression et des palpitations en montant ou en marchant.

Le 20 octobre 1893, elle commença notre médication.

Le 5 novembre, elle ressent du mieux, le cœur est plus calme, les urines plus abondantes, l'enflure a bien diminué de volume.

Le 5 décembre, le mieux s'est accentué, les parties du corps où il existait de l'enflure, qui étaient dures comme du bois, sont devenues souples, les palpitations et l'oppression ont disparu.

Ci-après, la dernière lettre qu'elle nous a adressée :

Le 12 Mars 1894.

Pendant onze années, j'ai souffert sans jamais avoir su de quelle maladie j'étais atteinte. Depuis dix-huit mois, il m'était impossible de faire le moindre travail, et les remèdes que j'avais pris sur l'avis des médecins, me soulageaient bien un peu, mais dès que je les avais cessés, la maladie revenait aussitôt.

C'est alors que je me décidai à vous écrire et à commencer votre traitement il y a de cela six mois; maintenant, je me trouve très bien; plus d'enflure, ni de palpitations, ni de suffocation, ni d'oppressions, je puis marcher sans fatigue.

Aussi, je vous remercie mille fois, car, jamais je n'aurais osé espérer recouvrer un état de santé aussi satisfaisant.

Aussi, veuillez croire à mon éternelle reconnaissance.

Signé : Julie Poyy,
à Mas de Régis, près du Vigan (Gard).

---

6 Février 1896.

L'état de ma santé est très satisfaisant.

Depuis vos dernières prescriptions je n'ai plus ressenti aucun malaise, le cœur bat régulièrement et ne me gêne pas du tout. Le changement est tellement grand. que je me demande tous les jours comment vous avez fait, monsieur le docteur, pour arriver à ce résultat. Quelle est donc la composition de ces précieux médicaments? Moi qui commençais à me désespérer d'en avoir déjà tant absorbés sans résultat, j'ai enfin recouvré, grâce à vous, la santé.

Mon mari et moi ne saurons jamais trop vous en remercier et vous témoigner toute notre reconnaissance.

Madame Paul André,
à Lhuys, par Braisne (Aisne).

---

26 Juillet 1896.

Je continue à jouir des heureux effets de la médication que vous m'avez ordonnée et à laquelle je dois la santé, la tranquillité, la bonne humeur que je ne connaissais pas avant votre ordonnance.

Les palpitations, l'oppression, les éblouissements, les vertiges ont complètement disparu.

Je vais faire un dernier effort et supprimer les trois cigarettes que je fume journellement.

Merci mille fois de votre bienfaisante médication et de vos avis désintéressés.

Dans l'intérêt de ceux qui souffrent et pour la propagation de votre méthode, je vous autorise à publier mes lettres.

Recevez, etc.

Frelet, instituteur public,
à Paizay-le-Chapt, par Brioux-sur-Bretonne (Deux-Sèvres).

---

4 Décembre 1894.

Ayant entendu parler de vous, je me suis empressé de vous consulter et au bout de dix jours que j'employais vos médicaments, selon vos prescriptions, j'allais beaucoup mieux et quinze jours après je me levais seule.

Maintenant, je suis très bien portante, j'ai repris mon travail à la manufacture. Grâce à vous et à vos bons soins, l'albumine, l'enflure, les battements du cœur ont disparu. Je suis complètement guérie et j'ai bien réussi en allant vous consulter.

Je vous prie donc d'accepter mon éternelle reconnaissance.

Femme VIVIANT,
Maison Ramond, à la Baudranée, Dijon (Côtes-d'Or).

Le 8 Septembre 1896.

Vos dernières prescriptions ont obtenu un bon résultat, je travaille et depuis le 15 mars je n'ai pas perdu une heure.

L'état actuel de ma santé est très satisfaisant. J'ai bon appétit, les digestions se font bien. Je profite tous les jours et à ma figure on ne dirait pas que j'ai été à la veille de succomber.

Mais grâce à vous, et à vous seul, je fais encore partie de ce monde. Je vous en serai reconnaissant toute ma vie.

Veuillez agréer, etc.

ZIMMERMANN,
39, rue de Pau, à Tarbes (Htes-Pyrénées).

---

5 Avril 1894.

Je vous remercie beaucoup des bons soins que vous avez eus pour ma femme qui, grâce à vous, a vu disparaître ses douleurs et son appétit revenir en même temps que ses forces.

Elle peut travailler comme avant.

Je ne regrette qu'une chose, monsieur le docteur, c'est de ne pas vous avoir consulté plus tôt.

Je suis très satisfait de votre traitement.

Recevez, etc.

FARINET Lucien, mécanicien,
2, boulevard Voltaire, à Dijon (Côte-d'Or).

Hydropisie guérie depuis quinze ans, sans récidive.

Troyes (Aube), le 11 Juillet 18[illegible]0.

Monsieur le docteur Noblet,

Au mois de juillet, il y a un an, j'étais dans un état très grave, désespéré.

Le ventre et les jambes démesurément enflés, la respiration difficile, je ne pouvais faire aucun mouvement. Les médecins qui me soignaient comme atteinte de maladie du cœur et de l'albuminurie, m'avaient l'un après l'autre condamnée comme incurable et abandonnée. Mes parents étaient désespérés.

Heureusement pour moi, j'eus recours à vous. Vous avez bien voulu venir me voir et m'instituer un traitement que j'ai suivi religieusement et qui a été mon salut.

Grâce à vous et à vos bons soins, l'albuminurie, l'enflure, les battements du cœur, ont complètement disparu, l'appétit et les forces reviennent tous les jours, le sommeil est parfait; je suis complètement guérie.

Je vous prie donc, de la part de mon père et de la mienne, d'accepter notre éternelle reconnaissance. En me sauvant la vie, vous avez sauvé deux existences.

Signé: E. Noirot, 33, rue Geoffroy-de-Villehardouin.

Monsieur le docteur Noblet,

Je profite avec plaisir de l'occasion qui se présente, pour vous remercier à nouveau des bons soins que vous m'avez donnés, et vous dire que ma santé est excellente.

La personne qui vous remettra cette lettre, a été témoin du désespoir de ma pauvre mère lorsqu'elle me croyait perdue, cette dame a besoin de vos bons soins, et je l'ai bien engagée à aller vous consulter.

Veuillez agréer, monsieur, l'assurance de l'éternelle reconnaissance de celle qui n'oubliera jamais que vous l'avez sauvée.

Signé : E. Noirot.

Madame Filliol, 47 ans, 14, rue des Orphelins, à Busca-Cunéo (Italie), atteinte d'hydropisie depuis le mois de mai 1891, commença notre traitement le 20 juillet, s'y soumit rigoureusement, vit son état de santé s'améliorer progressivement et enfin son mari nous fit parvenir les lettres suivantes :

Le 20 Novembre 1891.

Ma femme est, j'espère, complètement guérie et elle éprouve aujourd'hui un bien-être complet; je puis le dire à haute voix, ce n'est que d'après votre traitement, toujours suivi scrupuleusement pendant quatre mois, qu'elle se trouve enfin délivrée de la terrible maladie dont elle était atteinte depuis le 9 mai passé.

Aucun médecin, même des plus célèbres, que nous avions consultés, n'avait pu garantir sa guérison sans la soumettre à la ponction, opération qui me faisait tressaillir d'horreur, rien que d'y penser, parce que la malade n'avait plus de force pour la supporter; grâce à votre traitement par correspondance, vous lui avez donné non seulement la vie, mais encore la santé. Vous avez rendu à une famille de quatre enfants leur tendre mère et à moi une épouse chérie.

Maintenant, il ne me reste qu'à vous témoigner de mon mieux ma reconnaissance éternelle et celle de toute ma famille qui chaque jour élèvera à Dieu sa prière pour implorer la conservation de vos jours si précieux pour l'humanité.

Signé : Filliol, Jean-Pierre.

Le 4 Février 1892.

Mille excuses, si depuis le mois de novembre je ne vous ai plus écrit; c'est que je voulais expérimenter si ma femme, ne faisant plus usage de vos médicaments et suivant le traitement alimentaire prescrit dans votre dernière lettre du 23 novembre, n'aurait plus de rechute; après deux mois, j'ai pu me convaincre que son état est tel qu'il suit :

Dans l'abdomen, il n'existe plus de liquide, les urines et les selles sont abondantes et régulières, l'appétit est bon, le sommeil est très paisible, en un mot, elle est complètement guérie.

Ayez maintenant la bonté de m'indiquer le régime alimentaire à suivre.

Vous seriez en outre bien aimable de m'envoyer quelques brochures afin de pouvoir en remettre à plusieurs personnes qui m'en font la demande, car c'est à titre de reconnaissance que je fais et ferai de mon mieux pour que votre Institut soit connu de toutes les familles afin que tout le monde atteint de cette terrible maladie reçoive de vous le précieux don de la santé.

Le 18 octobre 1895

Mon parfait état de santé et votre sollicitude m'obligent a vous en rendre grâce et à vous déclarer éternelle ma reconnaissance.

Je vous notifie donc, que ma santé est florissante, que grâce à vos soins éclairés, vous êtes parvenu à me guérir de l'hydropisie dont j'étais atteinte et que, depuis cette guérison, aucun des symptômes de la maladie n'a eu tendance à reparaître.

Votre toute dévouée.

Signé : Marguerite FILLIOL.

Stung-Treng (Indo-Chine), 15 Août 1890.

J'ai l'honneur de vous accuser réception de votre lettre du 2 juillet et des médicaments qui me sont parvenus en même temps.

Je me porte bien maintenant.

Les palpitations qui se produisaient au moindre mouvement, ainsi que l'enflure des jambes ont complètement disparu; les accès d'oppression qui survenaient la nuit, lorsque j'étais couché, n'existent plus; la digestion est bien meilleure, l'estomac n'est plus ballonné, les aigreurs ont disparu; je n'ai plus ni tintements d'oreilles, ni rêves, ni cauchemars et mes urines sont claires et abondantes.

Je continue à observer sévèrement le régime que vous m'avez prescrit.

Si vous croyez que d'autres médicaments soient utiles pour terminer la guérison, veuillez me les faire parvenir dans les mêmes conditions que les précédents.

Veuillez agréer, monsieur, l'assurance de mes sentiments reconnaissants et respectueux.

COURTOIS,
Commissaire des postes et télégraphes,
à Stung-Treng (Indo-Chine).

Mars 1898.

Monsieur le Docteur,

Je vous suis de plus en plus reconnaissante des soins que vous m'avez prodigués et qui m'ont sauvé la vie. Plus de palpitations, plus d'enflure, plus d'étouffements, plus de renvois, de plus un excellent appétit. En somme, je suis bien et j'ai pu reprendre mes occupations ordinaires. Je vous rendrai grâce, ma vie durant pour ces bienfaits et me ferai un devoir d'indiquer votre méthode à toutes les personnes atteintes du même mal et que vous pourriez soulager.

Croyez à ma profonde reconnaissance et recevez, etc.

Madame LUQUET, négociante,
Villa Saint-Jean, près de la gare, à Evian (Haute-Savoie).

---

16 Juillet 1897.

Monsieur le Docteur,

Je viens vous témoigner ma reconnaissance pour le traitement que vous m'avez ordonné au sujet de ma maladie du cœur.

Quand je me suis adressé à vous, le 6 Juin 1897, j'étais enflé des pieds jusqu'au ventre, la respiration me manquait au point de ne pas pouvoir faire dix pas. L'appétit était nul. Aucun sommeil et obligé de rester assis dans mon lit.

Vos remèdes m'ont fait un bien énorme et je puis affirmer que je suis complètement guéri.

Merci bien et croyez, etc.

GOT, agent-voyer,
à Saint-Brieuc (Côtes-du-Nord).

Le 4 Mars 1898 (une année après) nous recevions la lettre suivante :

Je m'empresse de vous faire savoir que l'état de ma santé est toujours satisfaisant et je ne crains pas d'affirmer que c'est grâce à vos remèdes si le mieux continue.

Recevez, etc.

Oot.

---

28 Août 1897.

Monsieur le Docteur,

Je suis très heureux de vous informer que grâce au traitement que vous m'avez fait suivre, je me trouve guéri. Les palpitations et la dilatation de l'estomac après le repas ne sont pas revenus. Je n'ai plus de battements du cœur, plus de tintements d'oreille, plus de tremblement, plus de pâleur des mains et de la face. Tout a repris son cours régulier et je vais pouvoir reprendre mon travail.

Je me propose de vous faire connaitre à toutes les personnes de mon entourage que je verrai souffrir.

Laine, Victor-Jean-Baptiste, Clerc d'Huissier, à Grand-Fort-Philippe, par Gravelines (Nord).

---

18 Septembre 1894.

Monsieur le Docteur,

Veuillez nous excuser de notre négligence.

M. Gaspard, de Bernin (Isère), étant radicalement guéri, nous n'avons pas cru nécessaire de vous demander encore vos bons conseils. L'essoufflement n'est plus revenu, l'appétit est excellent, plus de palpitations ni de douleurs dans l'estomac, plus de gonflement de ce dernier après les repas.

Depuis votre traitement, M. Gaspard a déjà fait plusieurs fois vingt kilomètres sans fatigue. C'est vous dire que sa santé est excellente. Nous ne saurions donc trop vous remercier et vous exprimer notre reconnaissance.

Recevez, etc.

Hustache, curé du Fontanil, par Saint-Egrève (Isère).

1er Février 1895.

Cher docteur,

Je vous prie de m'excuser si je ne vous ai pas donné de mes nouvelles depuis que j'ai été vous voir.

Ma santé est devenue excellente. Les douleurs dans le côté droit, la constipation et l'enflure du ventre ont complètement disparu.

Je désire que vous sauviez la vie à beaucoup de personnes comme vous avez sauvé la mienne dans le cas désespéré d'hydropisie où je me trouvais.

Mme VALLERAN Cyrille, cultivatrice,
10, rue de Paris, à Eragny (S.-et-O.)

Madame Lebeau, boulangère à Noizay (Indre-et-Loire) nous consultait le 28 mai 1897.

Voici le résumé de son observation : palpitations, douleurs dans les reins, étourdissements, vertiges, éblouissements, tintements d'oreilles, pertes de connaissance, gêne dans la respiration, oppression, hydropisie au ventre, aux jambes, aux pieds ; albumine dans les urines, etc.

Tels étaient les symptômes les plus saillants à enregistrer.

La maladie datait déjà de 5 années.

Le 10 septembre 1897, nous recevions la lettre suivante :

« Je me trouve mieux depuis quinze jours. La constipation et l'oppression ont bien diminué ; les pieds sont beaucoup moins enflés. Je vaque à mes occupations avec beaucoup moins de peine... »

Le 28 novembre Madame Lebeau nous écrivait :

Le mieux a continué depuis le 10 septembre que je vous ai écrit, et je me trouvais si bien que j'ai cessé de prendre les médicaments que vous m'avez adressés, à cette époque. J'ai peut-être mal fait, mais vous me pardonnerez, car j'étais lasse de prendre des drogues...

Le 26 mai 1898, nouvelle lettre :

Depuis le mois de septembre je ne me suis plus ressentie de toutes les souffrances que j'endurais avant votre traitement. Je vous remercie de vos bons soins et si je me sentais fatiguée j'aurais immédiatement recours à vous.

Enfin voici la lettre du 31 mars 1899.

Je ne sais comment vous exprimer ma reconnaissance pour les bons soins que vous m'avez donnés, car maintenant ma santé est parfaite. Je n'aurais jamais cru redevenir ainsi.
Je souhaite que tous vos malades soient ainsi guéris.

Madame Lebeau,
Boulangère à Noizay (Indre-et-Loire).

Ainsi donc en quelques mois madame Lebeau a été débarrassée des accidents relatés plus haut et qui remontaient à cinq années.

---

13 novembre 1898.

Monsieur le Docteur,

Votre traitement a très bien réussi pour combattre ma maladie de cœur. Depuis 13 ans je souffrais de cette terrible maladie et tous les médecins de notre région m'avaient déclaré incurable. Mon mal augmentait toujours et c'est alors que j'eus recours à vous. Vos prescriptions depuis le mois d'avril dernier m'ont très bien réussi et aujourd'hui je suis rétabli.

La douleur dans la région du cœur, les battements violents de celui-ci, les étourdissements, les éblouissements, l'oppression la gêne dans la respiration, les digestions pénibles, les cauchemars, rien de tout cela n'existe plus.

D'une vie soucieuse et languissante vous m'avez fait passer dans une vie heureuse et pleine d'activité. Je prends part aujourd'hui aux travaux champêtres. Merci de m'avoir rendu la santé. J'espère que vous voudrez bien faire figurer cette lettre à la suite de vos nombreuses attestations de guérison. Je me ferai un plaisir de me tenir à la disposition de tous ceux qui désireraient avoir des renseignements.

Louis Renard, cultivateur,
à Laitre-Gauthier, par Saint-Cosme-de-Vair
(Sarthe).

Un an et demi après, nous recevions la lettre suivante :

11 avril 1899.

Monsieur le Docteur,

Je viens vous donner des nouvelles de ma santé qui est toujours très satisfaisante.

Aucune palpitation, aucun malaise au cœur, aucun accident en un mot, n'a reparu. Je continue toujours à suivre le régime que vous m'avez indiqué et j'en suis très content.

Grâce à votre traitement ma santé est excellente.

Louis Renard.

1er septembre 1898.

Monsieur le Docteur,

Lorsque je vous ai consulté le 30 mars dernier, j'étais dans un état pitoyable.

Maux de reins, frissons, tremblement du corps, difficulté dans a respiration, oppression constante, rhumes continuels, sommeil déplorable, jambes et chevilles enflées, albumine dans les urines, rien ne manquait à ce sombre tableau.

Aujourd'hui, 1er septembre après avoir suivi votre traitement je suis radicalement guéri. Je fais sans aucune fatigue mon dur métier de forgeron.

Mille remerciements.

François Boyer, forgeron-mécanicien,
Rue de Vitré
à Ernée (Mayenne).

Madame Lance Jean, nous consultait pour sa demoiselle, Hélène Lance, âgée de 14 ans, le 2 septembre 1891. Le 3 juin 1892 elle nous annonçait la guérison dans la lettre ci-après.

Monsieur le Docteur,

Je viens vous remercier d'avoir guéri ma fille. L'enflure a complètement disparu. Dès les premiers jours qu'elle a pris vos médicaments, un mieux sensible s'est manifesté. Son ventre qu'elle avait de la peine à porter est revenu à l'état normal. Elle a recommencé à aller à l'école et les personnes qui l'ont vue au mois de septembre ne peuvent pas y croire.

Madame Lance Jean, cultivatrice à Prévessin, par Ferney-Voltaire (Ain).

Monsieur Clavel, propriétaire, 16, avenue Colbert, à Toulon (Var), nous consulte le 7 avril 1898 pour son enfant, alors âgé de treize ans.

A cette époque, l'enfant éprouve des palpitations, des douleurs dans l'épaule gauche. Le pouls est irrégulier et faible. Le petit malade ne mange plus, il a maigri. Il a subi plusieurs traitements sans aucun résultat.

Le père nous écrivait le 10 octobre 1898.

« Le mieux que je vous avais signalé le mois dernier dans l'état général de mon fils s'est encore accentué. Nous avons cessé momentanément toute médication, sauf à vous en aviser s'il survenait quelque indisposition. Il ne souffre plus de son cœur. Grâce à vous et à votre merveilleuse médication vous avez su le sauver quoique condamné par tous les médecins qui l'ont visité à l'époque de sa maladie.

Aussi je ne cesse de propager parmi mes connaissances les bienfaits de votre traitement qui pour le soulagement des malades n'est pas assez connu dans nos contrées. Il est à souhaiter pour tous ceux qui souffrent qu'ils n'hésitent pas à s'adresser à vous car pour ma part vous avez été le sauveur de mon fils. Nous ne cessons chaque jour de former les meilleurs vœux pour la propagation de votre œuvre humanitaire. Je vous remercie sincèrement de tout ce que vous avez fait pour moi.

CLAVEL, propriétaire,
16, avenue Colbert à Toulon (Var).

P. S. Que ceux qui hésitent à s'adresser à vous viennent me trouver et je leur ferai toucher du doigt les bienfaits de vos conseils.

Monsieur le Docteur,

Depuis plusieurs années j'étais privée d'appétit et ne pouvais conserver le peu d'aliments que j'absorbais; l'enflure me gagnait toutes les parties du corps et une fatigue continuelle m'accablait.

J'avais déjà consulté plusieurs médecins qui ne parvenaient pas à me soulager, quand j'eus le bonheur de vous être adressée par des personnes que vous aviez déjà guéries et depuis que j'ai commencé le traitement que vous m'avez ordonné, je mange avec plaisir, l'enflure disparait et c'est sans fatigue que je puis vaquer à mes occupations.

Aussi, Monsieur, croyez à toute ma reconnaissance.

Madame Julia JEANNIOT,
28, rue des Tanneries, Paris (13e).

Madame Jeuffroy Clovis, à Charleval (Eure), nous consultait le 21 avril 1899 et nous écrivait le 22 septembre 1899.

Je vous dirai que ma santé est parfaite. Je n'éprouve plus les palpitations qui me faisaient horriblement souffrir avant votre traitement et la digestion est redevenue bonne.

En vous remerciant de la sollicitude dont vous entourez vos malades, je vous prie de croire que je vous serai toujours reconnaissante.

Madame JEUFFROY Clovis
à Charleval (Eure).

Maladie du cœur avec oppression disparue en cinq jours. — Guérison.

Gouray, le 22 septembre 1900.

Monsieur le Docteur,

Excusez-moi si j'ai tant tardé à vous écrire. Je pensais aller à l'Exposition et en même temps aller vous voir et vous remercier de vos bons soins. Je vous dirai qu'à présent je travaille et mange de tous les aliments.

Le traitement des autres médecins n'avait abouti à aucun résultat. Après quatre ou cinq jours que j'avais commencé le vôtre l'essoufflement me passait et j'urinais beaucoup. Enfin tous les gens s'étonnent de me voir rétabli, surtout que deux Docteurs très renommés dans le pays avaient dit que j'étais perdu.

Veuillez croire à toute ma reconnaissance.

P. Litalien, charpentier
à Gouray (Côtes-du-Nord).

Rocoules, le 19 juillet 1900.

Monsieur le Docteur,

Je ne peux que vous remercier des bons résultats obtenus par votre traitement et par vos médicaments. Madame Paillet est totalement désenflée, les jambes sont à présent cicatrisées, et elle peut maintenant se reposer dans son lit.

Sans vos excellents remèdes mon épouse serait morte depuis longtemps. Ce n'est qu'à vous seul qu'elle doit son rétablissement. Vous pouvez publier ma lettre et s'il y avait quelque incrédule qui souffre de cette affreuse maladie, il pourra s'adresser à moi

Recevez, cher Docteur, mes bien vifs remerciments.

Paillet Hyppolyte, propriétaire,
à Rocoules par Montfaucon (Haute-Loire).

Baudour, le 17 février 1901.

Monsieur le Docteur,

C'est avec plaisir que je vous envoie les lignes qui suivent, vous devant ma guérison.

Lorsqu'en 1898, un ami me communiqua votre adresse, je me trouvais dans un état tout à fait désespéré.

Atteint d'hydropisie sur toutes les parties du corps depuis huit mois je ne pouvais plus dormir, j'avais des tintements d'oreilles continuels et j'étais d'une faiblesse extrême. Je n'avais pas d'appétit et la digestion était très pénible. Ni les médicaments que j'avais pris jusqu'alors, ni les ponctions que l'on m'avait faites douze fois aux jambes ne m'avaient procuré de soulagement durable. Dès les premiers jours de septembre, je me décidai à vous consulter par correspondance. Je reçus vos instructions et vos médicaments le 9 et je commençais à suivre votre méthode le 10. Le 11, il y avait déjà une augmentation notable dans la quantité d'urine rendue. Six semaines plus tard il n'y avait plus d'enflure qu'aux jambes et aux pieds, les forces commençaient à se relever et les nuits étaient beaucoup meilleures. Au mois de janvier 1899, tout gonflement avait disparu, l'appétit et les forces revenaient bien et l'urine était abondante et claire. Enfin au mois de mai, j'étais radicalement guéri et je pouvais reprendre mon service.

Depuis lors j'ai observé ponctuellement le régime alimentaire que vous m'avez conseillé et je n'ai jamais ressenti le moindre malaise. Je n'ai encore dû solliciter aucun jour de repos pour maladie, et je puis vous affirmer que je jouis d'une bonne santé.

Veuillez croire, Monsieur le Docteur à toute ma reconnaissance et recevoir mes bien sincères remerciments.

Pierre Navez, facteur des postes,
Rue d'Herchies, à Baudour (province de Hainaut) Belgique.

Toulouse, le 16 février 1901

Monsieur le Docteur,

Depuis plus de six ans j'étais atteinte d'albuminurie, j'avais suivi plusieurs traitements, sans qu'aucun ne me soulageât, lorsqu'enfin je dus m'aliter. J'étais considérablement enflée, je souffrais horriblement, je ne pouvais même plus prendre le lait qui était ma seule nourriture. je ne dormais pas du tout.

Plusieurs médecins m'avaient abandonnée, le dernier qui me vit et qui jouit d'une grande réputation, avertit ma famille que ma vie n'était plus qu'une question d'heures.

Il y avait six mois que j'étais ainsi lorsqu'une de mes amies me conseilla fortement de m'adresser au docteur Noblet qui avait guéri son père d'une maladie semblable à la mienne.

Ma famille écrivit aussitôt et je suivis le traitement prescrit.

Au bout de six à huit jours, un mieux très sensible se déclara et a continué jusqu'à ce jour où je suis totalement rétablie. Je dors bien. je mange et digère bien. Il y a longtemps que j'ai repris mes occupations habituelles.

De l'avis de tous ceux qui me connaissent, cette guérison est un véritable miracle, une résurrection, quelque chose de surnaturel.

Les médecins qui m'ont traitée ne peuvent croire à mon rétablissement.

Je vous autorise à publier cette lettre et vous adresse toute ma reconnaissance.

Madame Rességuier,
56, rue de Cugnaux à Toulouse (Haute-Garonne).

Vu pour la légalisation de la signature de madame Isabelle Rességuier apposée ci-dessus.

Toulouse, le 16 février 1901.

Le Maire :

Signé : Serres.

Monsieur Clauss, marchand de nouveautés, 32, rue d'Angoulême à Essonnes (Seine-et-Oise), vint à notre consultation le 29 décembre 1897.

Le cœur était en mauvais état. Les urines renfermaient une grande quantité d'albumine. Les jambes étaient enflées. En un mot l'état général laissait beaucoup à désirer.

Après avoir commencé votre traitement, le 12 août les urines ne renfermaient plus que des traces à peine sensibles d'albumine, l'enflure avait considérablement diminué. L'état général était bien meilleur. Enfin le 23 mai 1898 tout était rentré dans l'ordre, tous les symptômes énumérés plus haut avaient disparu : plus d'enflure, plus d'albumine.

Le 25 août Monsieur Clauss nous écrivait :

Je vais admirablement bien. Je vous remercie de m'avoir guéri de mon albuminurie qui avait jusqu'alors résisté à tous les traitements.

Je vous autorise à publier cette lettre attestant ma guérison.

CLAUSS Auguste.

Montpellier, le 16 août 1900.

Monsieur le Docteur Noblet,

Je ne sais comment vous exprimer toute ma reconnaissance pour le service que vous m'avez rendu.

Atteint de cette terrible maladie qu'on appelle l'hydropisie, j'étais dans un état désespéré, lorsque après avoir suivi plusieurs ponctions j'eus connaissance de votre traitement.

C'est alors que je me suis adressé à vous et que j'ai suivi vos conseils très régulièrement. Aujourd'hui, je suis complètement guéri et j'ai repris mon travail, ce que je ne croyais plus pouvoir faire.

Aussi toutes les personnes qui m'ont vu pendant la cruelle période sont émerveillées de cette cure.

Recevez, avec mes sincères remerciments, ma reconnaissance éternelle.

P. JEANTET, entrepreneur de peinture,
ex-conseiller municipal,
16, rue Henri-René à Montpellier (Hérault).

Madame Jeantet complétait la lettre de son mari, ainsi :

Monsieur le Docteur,

C'est avec plaisir que je viens ajouter mes remerciments à ceux de mon mari que vous avez rendu à la santé. Tout était perdu pour nous et grâce à vous la joie est revenu dans notre foyer. Aussi ma reconnaissance n'a plus de bornes.

Madame A. JEANTET.

Vu pour la légalisation des signatures P. Jeantet et A. Jeantet, apposées ci-dessus.

Le Maire de la ville de Montpellier.
Signé : Michel VERNIÈRE.

Alais, le 9 avril 1899.

Monsieur le Docteur,

J'ai terminé depuis déjà quelque temps les derniers remèdes que vous m'avez ordonnés. Grâce à votre traitement je n'ai plus ressenti les douleurs qui me tracassaient si souvent. L'enflure des jambes ne s'est plus manifestée. Je mange de bien meilleur appétit.

Enfin cela va très bien. J'ai déjà parlé à plusieurs amis de l'excellence de votre traitement afin qu'ils s'adressent à vous s'ils en avaient besoin.

Vous pouvez faire de cette lettre l'usage qu'il vous plaira.

Avec mes remerciments, veuillez agréer, etc.

CAUVAS, marchand d'huiles,
10 place Florian à Alais (Gard).

Cherbourg, 28 août 1902.

Monsieur le Docteur,

Je ne sais comment vous exprimer ma reconnaissance ainsi que celle de mon mari et de mes cinq garçons pour m'avoir sauvé la vie en me rendant à eux.

Atteinte de ces terribles maladies qu'on appelle *hydropisie*, *maladies du cœur et du foie j'ai consulté sans succès plusieurs médecins.* J'étais dans un état désespéré. Le cœur ne fonctionnait plus, j'avais de l'œdème depuis le bout des pieds jusqu'à la ceinture, je ne pouvais ni me baisser, ni marcher, j'avais des étouffements et étais privée de sommeil. J'eus le bonheur inespéré d'apprendre votre adresse. Grâce à votre traitement, *huit jours* à peine après l'avoir commencé, j'éprouvais un mieux sensible qui n'a fait qu'augmenter et aujourd'hui je puis vaquer à mes affaires comme autrefois.

Je dis à haute voix que c'est grâce à vous que je suis de ce monde et vous en serai éternellement reconnaissante.

Madame Le Gagneux,
59, rue de la Duché à Cherbourg
(Manche).

Uzès, 23 septembre 1901.

Monsieur le docteur Noblet,

J'ai l'honneur de vous informer que je me porte très bien, bon appétit, bon sommeil et le cœur excessivement calme, enfin un ensemble très satisfaisant.

Je vous remercie de tout l'intérêt que vous me témoignez. Grâce à votre méthode je suis dans un excellent état.

Dans l'intérêt de ceux qui souffrent je vous autorise à faire de ma lettre ce qu'il vous plaira. Personnellement je serai heureuse de renseigner les personnes qui pourraient en avoir besoin.

Veuillez croire aux salutations sincères de

Votre toute obligée.

Madame Digon
Boulevard Victor Hugo
à Uzès (Gard).

Paris, le 17 juin 1901.

Monsieur le Docteur,

Depuis mon entier rétablissement je ne vous ai pas donné de mes nouvelles. Que voulez-vous l'ingratitude est un peu le fond de l'humanité.

Grâce à vous ma santé est revenue. Moi, qui depuis six mois était forcé de passer mes nuits assis sur mon lit, ou dans un fauteuil, la position horizontale m'empêchant de respirer et amenant une suffocation complète. Je n'avais plus de force, je ne pouvais faire vingt pas sans être obligé de m'arrêter tant j'étais essoufflé. J'étais devenu incapable de tout travail intellectuel ou autre. Dans la journée j'étais pris de somnolence que je ne pouvais vaincre.

Sur le conseil d'un ami je vous fis appeler. Vous vous souvenez dans quel piteux état vous m'avez trouvé. Je croyais bien, vu mon âge (50 ans) que c'était fini. Grâce à vous j'en suis sorti. Maintenant je dors bien (que ça me semble bon). Je mange bien, toujours suivant vos conseils. Je fume mais raisonnablement. L'activité est revenue. Enfin c'est comme une seconde jeunesse.

Vous voyez, docteur, que je suis un grand ingrat de ne pas vous avoir fait part plus tôt de ce beau résultat.

Veuillez croire à ma reconnaissance la plus profonde.

A. Landay,
gérant de maison de musique,
62, galerie Vivienne, rue Vivienne,
Paris.

Tarbes, le 14 janvier 1902.

Monsieur le Docteur,

J'ai le vif plaisir de vous annoncer que je me crois *complètement guéri de la maladie du cœur* dont je souffrais depuis de longues années, car il y a longtemps que je n'en souffre plus, grâce à vos bons soins.

Encore une fois merci.

Blaise Guillambert,
9, cours Gambetta,
à Tarbes (Hautes-Pyrénées).

Aubervilliers, le 22 janvier 1902.

Monsieur le Docteur,

Malade et me sentant perdu depuis 8 mois, entré et sorti 4 fois de l'hôpital, j'étais absolument désespéré, car rien n'avait pu enrayer l'*albuminurie* dont je m'en allais.

Etouffements, enflure générale du corps, personne, pas même moi, ne pouvait croire, non seulement à la guérison mais même à un mieux possible. J'eus alors l'idée de vous consulter et, chose invraisemblable, *en moins de 20 jours*, pendant lesquels j'ai suivi consciencieusement votre traitement, je puis dire que je me suis senti sauvé!

Plus d'enflure, la respiration libre. C'était la résurrection! Je dois (reconnaissance à part) dans l'intérêt même des infortunés qui peuvent se trouver dans mon cas, cette attestation que je vous envoie spontanément et que peuvent certifier mes nombreux camarades d'atelier.

Votre tout dévoué,

A. Petitpas,
20, rue de Paris, à Aubervilliers (Seine),
Employé au fondoir de M. Tricoche,
62, avenue de la République,
à Aubervilliers (Seine).

Vu pour la légalisation de la signature de M. Petitpas.

Aubervilliers, le 20 janvier 1902.

Le Maire.
Domart.

142

Moreau, le 20 avril 1902.

Monsieur le Docteur,

Je soussigné, certifie qu'étant atteint d'une *très grave maladie du cœur*, et arrivée, d'après l'avis des médecins au dernier degré, car j'étais *démesurément enflé*, j'appris par un ami que vous traitiez spécialement les maladies du cœur et l'hydropisie, je m'adressai aussitôt à vous et dès les premiers jours du traitement j'ai éprouvé un mieux sensible qui a toujours été en augmentant jusqu'à *complète guérison.*

Joseph Brechoteau, cultivateur.
à Moreau, commune de Saint-Vincent-sur-Graon,
par Champ-Saint-Père (Vendée).

---

31 Décembre 1897.

Monsieur le Dr Noblet,

Depuis que j'ai eu l'honneur de vous écrire la dernière fois, mon état de santé a toujours été satisfaisant. J'ai bon appétit, je ne ressens plus de palpitations, je n'ai plus de douleurs dans le côté gauche, plus de suffocation, plus de renvois acides après le repas. Je suis complètement guérie.

Il est toujours une satisfaction aux personnes reconnaissantes qui ont souffert de faire connaître à celles qui souffrent la véritable voie de la guérison. Il est vrai qu'il y a toujours des incrédules, mais ceux qui comme moi auront recours à vos bons conseils, pourront en constater les bons résultats.

Vve Jeannot, Restaurant de la Gare,
à Cavignac (Gironde).

---

13 Août 1894.

Monsieur le Docteur,

Je vous prie de m'excuser si j'ai été aussi longtemps sans vous donner de mes nouvelles. Ma santé est très bonne et le seul regret que j'ai, c'est de ne pas vous avoir connu plus tôt.

J'ai souffert pendant dix-huit mois sans qu'aucun médecin soit arrivé à me donner un peu de soulagement. Avec votre traitement, au bout de huit jours, j'ai eu du repos et après quatre mois j'ai obtenu la guérison.

Avant de suivre vos conseils je ne reposais qu'avec des piqûres de morphine, j'avais les jambes tellement enflées que je ne pouvais plus mettre de chaussures. Aujourd'hui plus rien.

Avec toute ma reconnaissance, etc.

Devarieux, 45, rue Barbès,
à Montreuil-sous-Bois (Seine).

---

17 Novembre 1893.

Monsieur le Docteur,

Après avoir suivi votre traitement pendant quinze jours, les douleurs que j'avais du côté du cœur et qui s'étendaient dans l'épaule et le bras ont entièrement disparu. Je n'ai plus les palpitations que j'avais lorsque je vous ai consulté.

Dans le cas où ma maladie reparaîtrait je n'hésiterai pas à vous en prévenir afin de recommencer le traitement que vous jugeriez nécessaire.

Veuillez agréer, etc.

Gouny,
Géomètre, à Morienval (Oise).

Plus de quatre années après, Monsieur Gouny nous écrivait :

25 Mars 1897.

Depuis que j'ai exécuté vos prescriptions les fortes souffrances que j'éprouvais ont disparu. En ce moment, ma santé est bonne. J'ai bon appétit et n'éprouve aucune fatigue dans mes travaux qui sont quelquefois assez pénibles.

Recevez, etc.

GOUSY.

Madame Massé, 42 ans, Leicester Square, 22 à Londres, était atteinte d'une maladie du cœur qui avait déterminé des palpitations, de l'oppression pendant la marche, des vertiges, du bruit dans la tête, un œdème qui, partant des pieds remontait jusqu'au ventre; les urines étaient rares. Lasse de divers traitements qu'elle suivait sans aucun succès, elle a recours à notre médication qu'elle commence le 2 août 1889. Trois semaines plus tard nous recevions la lettre suivante :

Le 21 août 1889.

Je tiens à vous faire connaître le résultat de votre traitement. Je suis beaucoup mieux. Après deux jours ma respiration était moins gênée et a toujours été de mieux en mieux; les étouffements, les suffocations, les palpitations ont disparu. Je me sens revivre et désirerais manger une belle tranche de rôti. Les bruits que j'entendais dans ma tête n'existent plus, l'enflure des jambes et du ventre a disparu; le genou gauche dont le volume m'inquiétait beaucoup est presque revenu à son état normal; mes nuits sont calmes et le sommeil est bon. Grâce à votre traitement je renais à la vie, je me sens toute autre et puis faire sans fatigue des promenades assez longues. Je pense me rendre à Paris dans une quinzaine de jours pour vous exprimer verbalement mes remerciements.

Croyez-moi, votre t[illegible]e reconnaissante,

Signé : A. MASSÉ.

Loyettes, le 5 novembre 1902.

Monsieur le Docteur,

Souffrante et désespérée, c'est en désespoir de cause que je m'adressai à vous le 9 mars 1902. Combien je suis heureuse de pouvoir vous dire que votre traitement a agi sur moi d'une façon si prompte et si efficace que cela tient du prodige. J'ai retrouvé le sommeil calme et réparateur que j'avais perdu depuis si longtemps. Mes maux de cœur qui m'étaient si pénibles ont complètement disparu. Je vaque à mes occupations délaissées depuis six ans.

C'est la joie dans l'âme que je viens vous remercier et vous dire que mon seul regret est de ne pas vous avoir connu plus tôt. C'est avec le plus grand plaisir que je verrai cette lettre figurer dans vos attestations.

Recevez, Monsieur le Docteur, etc.

Veuve MURILLON Joseph,
cultivatrice à Loyettes (Ain).

Madame Parize, 52 ans, chef costumière au théâtre de l'Odéon à Paris, éprouvait depuis très longtemps des douleurs d'estomac qui produisaient souvent une crise nerveuse, les palpitations étaient presque continuelles, plus fortes et accompagnées d'étouffements pendant la marche; l'enflure des jambes remontait à une quinzaine d'années.

Le 21 juillet 1890 elle commence notre traitement.

Le 8 août, une amélioration très sensible dans son état s'est déjà fait sentir.

Ci-après la lettre qu'elle nous a adressée l'année suivante :

Le 25 juin 1891.

J'ai été bien négligente de ne pas être revenue vous voir pour vous remercier de vos bons soins.

Le traitement m'a parfaitement réussi.

Je ne souffre plus des battements du cœur, l'enflure des jambes s'est complètement dissipée et mon sommeil est redevenu calme.

Je vous assure que je serais heureuse de vous faire connaître à tous ceux qui souffrent et particulièrement à mon amie madame L..., qui vous remettra cette lettre. Je suis convaincue que, comme moi, vous la guérirez.

Agréez l'assurance de mon plus profond respect.

Armande Parize.
45, rue de Fleurus.

Le 9 Octobre 1894.

Le 26 décembre, j'étais atteinte d'oppression surtout le soir et le matin, d'enrouement, de toux, de crachements de sang, d'enflure des pieds aux reins, d'albuminurie, de douleurs dans les reins et de vomissements, dont aujourd'hui je suis complètement guérie par votre traitement.

Je proclame hautement que, sans vous, il y a longtemps que je serais morte, et c'est votre traitement seul qui a contribué à me rendre la santé et à conserver une mère à ses enfants.

Tout le monde est surpris de ma guérison.

Madame Eugénie Paonier,
à Verrières-de-Joux (Doubs).

Ligny-le-Ribault, 5 août 1901.

Monsieur le Docteur,

Quand je vous ai demandé vos soins par correspondance, le 13 janvier 1897, j'étais atteint d'étourdissements, de tintements d'oreille, de difficulté pour respirer, de suffocation et d'oppression. Je ne pouvais dormir que la tête élevée. Toutes les parties de mon corps étaient enflées d'une façon démesurée.

Après avoir suivi votre traitement, tous ces accidents se sont atténués en quelques jours, et au bout de peu de temps ils avaient disparu.

Je vous en remercie bien sincèrement car c'est à vous que je dois la vie depuis bientôt cinq années.

Alexandre Bidault,
à Ligny-le-Ribault (Loiret).

TABLE DES MATIÈRES

Avis important. 3
CHAPITRE Ier. Du sang. 5
— II. Le Cœur et la circulation. 10
— III. Causes et gravité des Maladies du Cœur. . 17
— IV. Maladies du Cœur en particulier. 26
— V. Comment reconnaître qu'on est atteint d'une maladie du cœur. 40
— VI. Influence des Maladies du Cœur sur le Foie et les Reins et réciproquement. 51
— VII. De l'Albuminurie. 57
— VIII. Urémie. 60
— IX. Accidents névro-cardiaques. 62
— X. De l'Artério-Sclérose. 74
— XI. Varices et Hémorrhoïdes. 86
— XII. Du Diabète. 89
— XIII. De l'utilité des analyses de l'urine. 94
Attestations. 97

5211 — Imprimerie de Poissy — Lejay Fils et Lemoro.

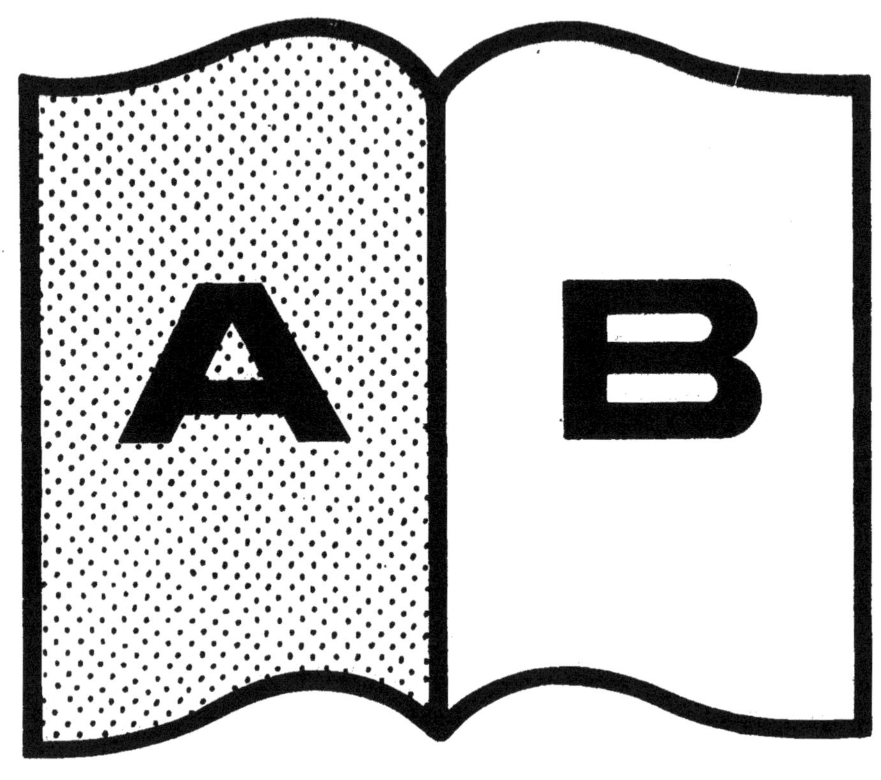

Contraste insuffisant

NF Z 43-120-14

www.ingramcontent.com/pod-product-compliance
Ingram Content Group UK Ltd.
Pitfield, Milton Keynes, MK11 3LW, UK
UKHW020150200726
13856UKWH00003B/931